LA CONSPIRATION

THOMAS SNÉGAROFF

LA CONSPIRATION

roman

ALBIN MICHEL

Publié en accord avec l'Agence littéraire Rubinstein, Paris.

Ouverture

« *Sieg Heil ! Sieg Heil ! Sieg Heil !* » La foule hurle, comme en un puissant orgasme. Des hommes, des femmes, des enfants, des vieux, épaule contre épaule, cuisse contre cuisse, unis dans une même clameur. Ils sont vingt mille au moins, et tous ont Hitler dans le cœur. Quinze mois de pouvoir et déjà la nouvelle Allemagne se relève, à nouveau fière d'elle-même, le regard porté vers demain. Enfin ! Tout sera possible. Ensemble. « *Sieg Heil ! Sieg Heil ! Sieg Heil !* » Que ce cri est puissant. Le Führer l'entendra, même de si loin. La sono crache un air de Wagner. *La Walkyrie* ! Le silence se fait. Le miracle opère. Une communion. Des larmes coulent. Aucune main pour arrêter leur course. Elles finiront au coin des lèvres, elles auront le goût salé d'une émotion triomphale.

Une vingtaine d'hommes se présentent sur la scène. Ils portent l'uniforme de la Schutzstaffel. On les applaudit. Ils répondent par un bras tendu. Et un cri : « *Heil Hitler !* » Soudain, un homme lance un nom, haut dans le ciel : « Samuel Untermyer ! » Et la foule répond : « Pendez-le ! Pendez-le ! » Les enfants demandent à leurs parents qui est cet homme qu'il faudrait tuer. « Un Juif, un Juif, mon trésor ! » répondent les mères en caressant les cheveux de leur progéniture. Alors, encouragés par le geste maternel et les hurlements de leurs pères, ils s'époumonent à leur tour : « Pendez-le ! Pendez le Juif ! »

– Maman, il est là, le Juif ? On va vraiment le pendre ?

– Mais non, bêta, il n'est pas là. Malheureusement ! Parce qu'il le mériterait, mon petit amour. Il nous déteste. Il voudrait lui aussi nous pendre !

– Même moi ?

Sa mère le prend dans ses bras et l'embrasse sur le front. Ces sales Juifs font peur à nos enfants, se dit-elle en redoublant d'efforts pour se faire entendre jusqu'au bout du monde :

– Pendez-le ! Pendez-le !

Dans une chorégraphie parfaite, les drapeaux se lèvent, les croix gammées se percutent et le rouge et le noir s'épousent. C'est une harmonie de ressentiment, peut-être cette « rumination de l'âme » dont parle Nietzsche. Deux langues se mélangent dans un même idéal.

Un orateur monte à la tribune, sous les hourras.

– Qui agit contrairement aux intérêts de ce pays ? C'est vous, monsieur Untermyer, avec votre incitation sans limites contre l'Allemagne. C'est vous qui avez brisé la paix. C'est vous qui avez empoisonné l'opinion publique américaine contre l'Allemagne. C'est cette partie du peuple juif qui s'est placée sous votre direction…

Ce salaud de Samuel Untermyer a osé appeler au boycott des biens venant d'Allemagne pour marquer l'opposition américaine au nazisme. Mais pour qui se prend-il ? Il a fondé la Ligue non sectaire antinazie juste après l'arrivée au pouvoir d'Hitler. Évidemment, c'est un ami de Roosevelt, ce communiste, ce presque Juif, cet adorateur de nègres. Son nom est lui aussi hué par la foule.

À la fin du meeting, un autre orateur pointe le doigt vers les hommes en uniforme SS :

– Ces hommes sont des Américains suffisamment bons pour un jour, de leurs mains, étrangler la domination juive de l'Amérique !

C'en est fini. La foule sort calmement de l'immense bâtisse Art déco aux allures de palace où elle était rassemblée. Les enfants réclament des hot-dogs. Les parents roulent les drapeaux et glissent les croix gammées dans leurs poches. Les passants indifférents qui forment un flot continu dans les deux sens sur la Huitième Avenue ignorent ces familles américaines qui ressemblent à toutes les autres.

Une belle journée de printemps. Le 17 mai 1934, au Madison Square Garden, en plein cœur de New York.

PREMIÈRE PARTIE

Washington DC, juillet 1932

En jetant un œil au compte rendu du *New York Times*, daté du 20 juillet 1932, Robert Sterling Clark fut saisi de stupéfaction. Butler n'avait pas changé. Malgré la piètre qualité du cliché en noir et blanc, sa tenue de civil et les nombreuses années qui s'étaient écoulées depuis leur dernière et unique rencontre en Chine, c'était le même homme, sans aucun doute : chemise blanche aux manches relevées, visage émacié légèrement baissé, doigt tendu vers la foule, le général dégageait l'autorité naturelle qu'il lui connaissait. Clark se mit à lire l'article.

Les premières lignes lui suffirent. Ah ! Encore ces vétérans qui campaient à Washington, à l'ombre du Capitole ! Clark replia le journal, soupirant pour lui-même que si la crise frappait tout le monde, tout le monde en revanche n'allait pas, pour quelques dollars, pleurnicher auprès du Congrès ou du président des États-Unis – en l'occurrence, une autre vieille connaissance, Herbert Hoover. En reprenant le journal, Clark ne put se retenir de lier la présence à Washington, en ce jour de juillet 1932, du général maintes fois médaillé, à un incident survenu des décennies plus tôt. Il avait failli les tuer, cet ingénieur, Hoover, qu'on était venu chercher parce qu'il connaissait Tianjin « comme sa poche » pour y avoir supervisé un projet de mine de charbon. Tu parles ! Butler, Clark et tous les autres avaient suivi scrupuleusement ses indications pour rejoindre un autre bataillon lorsqu'ils se rendirent compte que l'ingénieur s'était perdu, et eux avec lui. Sous le feu ennemi, Butler le paya d'un trou dans la jambe.

Depuis le mois de mai, des milliers de vétérans de la Grande Guerre, souvent accompagnés de leurs épouses et de leurs enfants, affluaient vers la capitale américaine. Démobilisés et durement frappés par la crise, ils réclamaient de quoi survivre. Les parades de 1918 et de 1919 paraissaient si lointaines. De chair à canon pour la guerre puis pour les usines, ils étaient désormais chair pour rien. Même les chiens n'en auraient pas voulu. Et Dieu sait qu'eux aussi avaient faim.

Cela avait en réalité commencé en janvier 1931, quand Joseph T. Angelo avait pris la direction de la capitale fédérale. Il lui avait fallu quatre jours de marche pour relier sa maison de Camden, dans le New Jersey, au Capitole. Dans son uniforme devenu trop grand, portant les innombrables décorations témoins de sa bravoure durant la guerre en France, Angelo crevait de faim. Lui qui avait sauvé la vie du général Patton, lui qui avait été accueilli en héros, lui que la presse avait qualifié d'« Américain le plus courageux », il n'était plus qu'un descendant de migrant italien qui ne pouvait plus nourrir sa famille. À l'époque, un Américain sur quatre était au chômage, dont sept cent cinquante mille vétérans. Il ne venait pas demander grand-chose, Angelo. Juste que le bonus qui ne devrait être versé qu'en 1945 le soit immédiatement. L'aumône. Un dollar par jour passé sous les drapeaux, un dollar et un quarter à l'étranger. Et si la somme était supérieure à cinquante dollars, pour ne pas grever le budget de la nation, il avait été décidé par le président Coolidge que la somme ne serait versée qu'après la mort du vétéran.

Angelo se confrontait à bien plus grand que lui. Par exemple, les du Pont. Ces industriels milliardaires étaient résolument opposés à ce que l'on déroge à cette loi, oubliant qu'eux-mêmes avaient été payés rubis sur l'ongle par l'État fédéral. Quand il dirigeait General Motors au début des années 1920, Pierre S. du Pont avait considéré que les vétérans étaient « la classe la plus favorisée des États-Unis ». Joseph Angelo, avant de s'engager dans l'armée américaine en 1917, travaillait pour un fabricant de poudre, aux mains de cette même famille. Le monde des possédants était petit. Celui des dominés, immense. À l'image de la générosité des uns et de la misère des autres.

Les élus écoutèrent poliment Angelo. Leurs yeux s'arrêtèrent sur les médailles, américaines et françaises, que l'ancien soldat exhibait fièrement et qu'il aurait été capable de vendre contre un emploi. Rien n'y fit. Les débats au sujet d'un paiement anticipé se heurtèrent à l'intransigeance du secrétaire au Trésor, le banquier Andrew Mellon, et aux arguments des grands patrons qui se succédèrent au Capitole pour expliquer, la larme à l'œil, que ces primes, si elles étaient versées immédiatement, entraîneraient une explosion de l'inflation compromettant la renaissance de l'économie américaine. Désolé, Angelo. Mais rassurez-vous, les guerres à l'étranger, c'est fini pour nous. Et merci pour tout. Vous avez défendu la démocratie. C'est une cause qui vaut bien plus qu'une petite prime, non ? L'économie américaine est sur de bons rails, vous retrouverez un bon emploi. Chez DuPont peut-être, qui sait ?

Le ressentiment et l'humiliation brûlaient encore dans le cœur des vétérans lorsque Walter Waters prit la parole à Portland, Oregon. Nous étions en mai 1932. Il n'y avait rien à ronger. Il était tout en os. Et en nerfs. Mais sa voix était étonnamment douce, comme si elle avait trouvé par cette manière le seul chemin pour traverser ce corps noueux.

– Nous sommes les oubliés. Nous sommes les humiliés. Je vais prendre la route de Washington pour leur rappeler que j'existe. Si je suis seul, eh bien je serai seul. Mais si nous sommes mille, ils ne pourront détourner le regard. Si nous sommes dix mille, ils devront soutenir le nôtre. Si nous sommes cent mille, ils nous écouteront. Si nous sommes un million, ils nous obéiront.

Tous se levèrent, le poing brandi vers le ciel. Nous te suivrons jusqu'au Capitole. Les hommes et les quelques femmes se mirent à chanter *America The Beautiful*, la main sur le cœur. Qu'il était bon d'être ensemble, comme sous les drapeaux. Ils étaient inarrêtables. Parce qu'ils étaient américains et du bon côté de l'histoire.

Ils n'attendirent pas longtemps pour se mettre en route. Dès le lendemain, trois cents anciens combattants quittèrent Portland. Beaucoup avaient revêtu leurs tenues militaires qui flottaient sur leurs corps emportés dans la misère des temps. Le contingent avança rapidement, profitant de la complicité des conducteurs de train qui leur permirent de monter dans des wagons couverts. Dans l'Iowa, sur la rive est du Missouri, les dirigeants des chemins de fer et la police locale tentèrent d'intervenir pour mettre fin à ce voyage gratuit. La publicité de l'affaire entraîna la mobilisation des camionneurs du pays. Les hommes de Portland traversèrent à toute allure l'Illinois, l'Indiana, l'Ohio, la Pennsylvanie et le Maryland. La Bonus Army était en marche, Waters à leur tête. Au cours de leur pérégrination, naquit l'idée d'un sit-in à Washington jusqu'à ce que la prime soit payée.

– Ils ne pourront plus détourner le regard. Où que leurs yeux se porteront, ils trouveront les nôtres. Leurs âmes pourriront de ne pas nous rendre grâce.

C'est avec ce grand discours que Waters entraînait les foules. En temps normal, personne n'aurait mis ses pas dans les siens. Mais là, dans le dénuement et l'humiliation, elles n'avaient rien à perdre. Elles chantaient comme si leur vie en dépendait. *America, America*... Qu'elles l'aimaient, ce pays qui les maltraitait. Elles n'en connaissaient pas d'autre. De la France ou de la Belgique, elles n'avaient vu que des ports embrumés et des champs de bataille boueux. Que la mort aussi. L'Amérique, c'était leur enfance, et leur avenir. *America ! America !*

Les anciens combattants étaient hébergés dans des bâtiments vacants autour de la ville et un camp principal fut établi sur les rives de l'Anacostia, juste en face du centre-ville de Washington. À peu près vingt-cinq mille personnes s'installèrent dans des abris de fortune, construits avec tous les matériaux disponibles : essentiellement des caisses en bois et des carcasses de vieilles automobiles sur lesquelles ils inscrivirent à la peinture blanche leurs revendications. Des vagabonds, voilà l'allure qu'avaient ces gens. Sur les photographies de l'époque, ils sourient. Parce que ce sont des photographies, et qu'on sourit toujours. Une fois les appareils éloignés, ils grimaçaient, le ventre tordu par la faim. Les gens du quartier apportaient quelques tranches de pain ou de lard, surtout pour les enfants, parfois pour les mères. Les pères buvaient un peu trop. La nuit, on entendait les enfants pleurer, et les coups pleuvoir. Mais pas question de déguerpir lorsque le jour se levait. On n'avait pas fait tout ce chemin pour repartir sans un dollar. Ces salauds, là, de l'autre côté de la rivière, à l'abri dans le Capitole qui les toisait de sa grandeur néoclassique, ils allaient payer.

Et puis, de guerre lasse, au début du mois de juillet, dans la moiteur d'une ville envahie chaque été par les moustiques, les vétérans et leurs familles se mirent en marche vers le Capitole et traversèrent l'Anacostia. Ils rejoignirent quelques autres qui étaient déjà là depuis plusieurs semaines. Ils dormirent à la belle étoile, malgré les nuits étrangement fraîches. Ils ne se l'avouaient pas, mais ils se sentaient bien. Peut-être même, pour certains, heureux. Ils s'appelaient « mon frère ». Le Sénat rejeta la proposition de loi. Ils ne toucheraient pas un cent. Alors ils décidèrent de ne plus bouger, jamais. De mourir là, sur ce champ de bataille sans ennemi. Vaincus par les politiques en costume. Par l'ingratitude des hommes. Ils crachèrent par terre et dans leurs mains. Prendre de force le Capitole ? Ils y pensaient. Les policiers n'étaient guère nombreux. Avec un peu d'efforts et de courage, ils pénétreraient à l'intérieur. Ils s'imaginaient déjà tenir en joue les sénateurs pour les forcer à voter ce que la morale dictait. Mais aucun n'osa prendre la tête d'une telle armée ; Waters lui-même se défila, expliqua que le temps n'était pas venu. Que les élections approchaient et que peut-être le nouveau président les écouterait, lui.

À une faible distance de là, dans le Bureau ovale, un homme en uniforme se présenta. Tout était carré chez lui, mâchoires, épaules.

Hoover ne se leva pas de son fauteuil. Et n'invita pas le général à s'asseoir. La réunion devait être brève. Il en avait plus qu'assez de ces hurleurs sous ses fenêtres.

– Alors, mon général, des communistes, dites-vous ?

– Oui, monsieur le Président. Des rouges, et pas à moitié. Pas tous, mais leurs leaders. Si on les laisse faire, dans quelques jours on aura le marteau et la faucille sur le Capitole...

– N'en faites pas trop. Vous connaissez ces gars autant que moi. On a traversé la même boue collante. La plupart sont de pauvres bougres...

– Monsieur le Président, sauf votre respect, je crains que vous ne jugiez pas la menace à sa juste mesure...

– Mon général, faites-moi donc lire votre fameux rapport. S'il existe, bien sûr.

MacArthur se détendit. Les deux hommes se sourirent. Tous deux savaient parfaitement que le rapport n'existait pas. Mais ils avaient besoin d'un prétexte pour envoyer l'armée nettoyer les pelouses du National Mall et des alentours. Hoover accepta l'idée des communistes. C'était simple et brillant. Qui ne craignait pas les rouges dans l'Amérique de 1932 ? Il suffirait d'affirmer que certains d'entre eux étaient déjà à la manœuvre dans les grandes grèves de 1919 et le tour serait joué.

– Nettoyez-moi ce marécage, mon général. Ma femme ne supporte plus de les avoir sous nos fenêtres.

– Bien, monsieur le Président. Mes hommes seront bientôt prêts. Nous n'attendons que l'ordre d'agir.

– Vous l'avez. Laissez-moi maintenant, s'il vous plaît. Vous avez mieux à faire que fumer un cigare avec le président des États-Unis.

Nous étions le 19 juillet 1932. À peu près au même moment, un autre général, qui répondait au nom de Butler, se présenta devant le campement, son fils à ses côtés. La foule frémit. C'était un héros. Un caméraman terminait son installation. Butler enleva sa veste. Chemise blanche, bretelles. Il avait refusé de porter son uniforme, au grand dam de Waters qui l'avait convaincu de venir apporter son soutien à la Bonus Army. Le silence se fit quand il se racla la gorge. Des milliers de visages tournés vers lui.

– Vous êtes de grands Américains. Vous manifestez votre amour de la patrie d'une façon rare. Et je le dis avec le cœur de celui qui a eu l'honneur de vous commander. Vous et tant de vos frères avant vous. J'en ai fait du chemin pour me retrouver là. Comme si toute ma vie devait me conduire devant vous, mes amis, mes hommes.

Il y eut quelques applaudissements, mais la plupart étaient trop émus pour oser rompre la solennité du moment.

Butler poursuivit :

– Vous avez autant le droit d'avoir un lobby ici que n'importe quelle entreprise sidérurgique. Ça me rend tellement fou d'entendre beaucoup de gens parler de vous comme de clochards. Dieu en est témoin, on ne parlait pas de vous comme de clochards en 1917 et 1918.

Comme un seul homme, le campement éclata. Ces mots les touchaient. Ils étaient compris. Waters réprima un sanglot. Butler descendit de la petite estrade, décidé à passer la nuit avec ces hommes – ses hommes. Jusque tard dans la nuit, ils partagèrent bières et souvenirs de guerre. Au petit matin, après une assiette de pommes de terre, du café et du pain noirs, le général et son fils furent raccompagnés à leur voiture par un groupe de vétérans. Waters lui serra la main. Sur le trajet du retour, le général en retraite se repassa le film de sa vie. Il avait tant et tant de fois fait la guerre pour de mauvaises raisons. Pour des entreprises, des milliardaires, qui avaient corrompu le pouvoir politique. Il venait de laver une infime partie de son âme. Le reste demeurait souillé pour l'éternité.

Ragaillardis par les mots de Butler, des milliers d'hommes résolurent de demeurer là. Jusqu'à ce qu'on vienne les chercher. Qui oserait ?

Neuf jours plus tard, une rumeur parcourut le camp. Une sale rumeur. « Deux de nos gars ont été tués. Des coups de feu, des policiers. Je te jure. » Une femme arriva essoufflée au camp puis éclata en sanglots. « Ils l'ont tué ! »

Le 28 juillet, MacArthur déclenchait les opérations. Le temps était orageux devant le Capitole. Des éclairs déchireraient bientôt le ciel gris foncé. Les enfants, fascinés par le spectacle, ne verraient pas approcher les forces armées. Avant de lancer ses hommes, le général leur tint ce discours martial :

– Si vous devez tirer, n'oubliez pas que quelques victimes deviennent des martyrs, un grand nombre une leçon de choses. Lorsqu'une foule commence à fuir, maniez la baïonnette pour activer sa retraite. S'ils courent, quelques bonnes blessures aux fesses les encourageront. S'ils résistent, il faudra les tuer. Messieurs, vous allez protéger l'Amérique de la vermine communiste qui se déguise souvent en autant de doux pacifistes.

À ses côtés, se mordillant les lèvres, se tenait le major Dwight Eisenhower. Tout cela ne lui inspirait que du dégoût. Des boniments, rien que des boniments. Mais un ordre était un ordre.

En début d'après-midi, quatre troupes de cavalerie, quatre compagnies d'infanterie, un escadron de mitrailleuses et six chars quittèrent Fort Myer, non loin de la capitale fédérale. Vers seize heures trente, un reporter remarqua que les hommes se couvraient le visage de masques à gaz. L'attaque était imminente. En toute hâte, MacArthur avait accepté de rencontrer Waters. Il n'était pas favorable à l'idée, mais si cela pouvait faciliter les choses sur le terrain… Waters était inquiet. Il savait le combat inégal et voulait des garanties.

– Vous me confirmez que les vétérans du camp auront le temps de quitter les lieux en bon ordre, avec leurs affaires ?

– Bien sûr, mon ami. Ne vous inquiétez pas pour ça. La seule force utilisée le sera en face du Capitole et de la Maison Blanche. Et encore, avec compassion.

– Je vous fais confiance.

– Entre soldats.

– Entre soldats.

Le National Mall fut arrosé d'un gaz asphyxiant qui masqua bientôt le Capitole d'une brume épaisse. Les vétérans vomissaient les uns sur les autres pendant que les forces armées les repoussaient sans mal. La guerre éclata, oui, la guerre, au cœur de la capitale. Depuis sa résidence, le président Hoover souriait en assistant au spectacle. Son épouse serait ravie quand elle reviendrait à Washington, nettoyé de ses clochards.

Galvanisé par ce succès de carton-pâte, MacArthur, oublieux des promesses données et même de l'ordre présidentiel, fit marcher ses hommes jusqu'au Camp Marks. Cette Bonus Army de malheur devait être anéantie. Deux vétérans périrent au cours de l'assaut rapide et violent. Un bébé d'à peine deux mois succomba aux gaz. Un petit garçon de huit ans perdit la vue. Les journalistes se mirent à parler de la « bataille de Washington », ce qui fit gonfler le torse de MacArthur. Au petit matin, il incendia le camp dont il ne resta plus que quelques émanations de gaz qui mirent longtemps à se dissiper. Le général exultait. Lors d'une conférence de presse organisée en toute hâte, il se vanta d'avoir conduit une opération militaire victorieuse qui ne s'était pas terminée dans un bain de sang. Chez lui, le général Butler eut la nausée en découvrant tout cela dans le journal.

Walter Waters était désormais le commandant d'une armée en déroute. Alors, un miracle eut lieu. Sous la forme d'un colosse aux cheveux roux. Ce colosse, l'ancien boxeur Edward McCloskey, se trouvait être le maire de Johnstown en Pennsylvanie. Il décrocha son téléphone et appela le leader vaincu.

– Waters ?

– Lui-même...

Waters contemplait les dégâts. Du Camp Marks qui avait abrité des mois durant les huit mille vétérans de la Bonus Army et leurs familles, seuls subsistaient des débris calcinés.

– Ici le maire de Johnstown, Pennsylvanie. Je dois vous avouer que tout ça m'a fait chialer comme un gamin.

– Merci, monsieur le maire...

– Je ne vous appelle pas uniquement pour vous remercier, Waters, mais pour vous offrir un vaste terrain sur ma commune. On a un ancien parc. Qu'en dites-vous ?

– Nous sommes des milliers...

– Le parc est grand.

– ... peut-être huit mille...

– Il est très grand !

– Merci, vraiment. Mes gars ne se voyaient pas rentrer chez eux. On aura à manger et de quoi se laver ? Mon *chief of staff*, Doak A. Carter, va vous contacter pour régler les détails. Il partage nos idées.

– On sait recevoir nos amis à Johnstown. Hâte de vous serrer la main. L'Amérique a besoin de gens comme vous. Comme nous.

Le rire sonore du maire acheva cette conversation.

Johnstown, Pennsylvanie, 29 juillet 1932

Le lendemain matin, le capitaine Carter était dans le bureau du maire de Johnstown. Les cheveux soigneusement plaqués en arrière, en bras de chemise et sans cravate, il ne semblait pas avoir subi la puissance de feu de l'armée américaine la veille. Il conservait un calme étrange devant le colosse qui se demandait qui, de l'invité ou du bienfaiteur, remportait ici le rapport de force.

– Monsieur le maire, je voulais seulement vous dire que mon cas personnel n'a aucune importance. Ce sont ces milliers d'hommes, de femmes et d'enfants qui m'importent.

– Oui, oui, soit. Ils arrivent quand ?

– Les premiers sont en route. Ils ne devraient pas tarder. Les autres seront là demain matin. Avant août, vous serez l'honneur de l'Amérique, monsieur le maire.

À ces mots, McCloskey sentit une bouffée de fierté lui gonfler le cœur.

Ce genre d'élu local ne vit que pour être flatté, se dit Carter en sortant du bureau. Quelques minutes plus tard, il se procurait un téléphone dans un couloir pour joindre Waters resté à Washington.

– Walter ? chuchota Carter, de crainte d'être entendu.

– Mmmm, oui, vous avez vu le maire ?

– J'en sors. Il est comme vous me l'aviez décrit. Peut-être plus minable encore. Bref. Je vais faire l'annonce. Il y a un journaliste du *New York Times*, le correspondant en Pennsylvanie, qui me suit comme un petit chien jusque dans les bureaux de McCloskey. Je vais lui donner un os à ronger.

– Oui, capitaine, faites comme on l'a décidé. Et ne vous embarrassez pas des déclarations du gouverneur Pichot qui veut nous voir déguerpir de son État. Il ne nous enverra pas de soldats. Nous sommes plus nombreux. Je vous le dis depuis des mois : le nombre, c'est notre force. Plus que notre cause. Notre nombre...

Habitué aux longues tirades de Waters, Carter n'écoutait plus. Seule lui importait la grande annonce qu'il s'apprêtait à faire. Il entrerait peut-être dans l'histoire. Lui, le gamin du Michigan.

Comme prévu, le correspondant du *New York Times* rôdait aux alentours, feignant d'être très occupé par les affaires de la mairie de Johnstown. D'un geste rapide, Carter l'attira à lui.

– J'ai une déclaration de la plus haute importance à faire. Ça ferait la une demain, vous pensez ? L'édition du samedi, c'est la plus lue, n'est-ce pas ?

– Oui, c'est le cas. En revanche, je ne peux vous promettre la une. Ça dépend de ce que vous allez me dire, et après ce sont les chefs qui à New York décideront.

– Bien sûr.

Sans attendre, Carter sortit un papier et se lança :

– Ceci est une déclaration du général Walter Waters. Je vous en donnerai copie pour ne pas en dénaturer le propos. Alors voilà : « Nous allons maintenir notre quartier général à Washington DC malgré la honteuse opération menée par le général MacArthur sous les ordres du président des États-Unis, j'ai nommé Herbert Hoover. »

– C'est tout ?

– Laissez-moi parler. Profitez de ce moment historique. Vous notez ? Voilà : je répète que le quartier général de la Bonus Army, qui n'est donc pas dissoute, demeure à Washington, sur un champ de ruines qui dit tout de la justesse de notre combat.

Le journaliste, fébrile, sortait à peine son calepin d'une poche. Carter, l'œil lourd de mépris, se racla la gorge, lui faisant grâce de deux minutes de répit.

– « J'annonce qu'ici même à Johnstown, où le maire, Edward McCloskey, nous a invités, nous installerons demain le quartier général d'une nouvelle organisation : les chemises kaki »…

– Les chemises kaki ?

– Taisez-vous… « Une organisation qui veut devenir une force politique. Je lance un appel : que tous les chômeurs, tous les miséreux nous rejoignent. Ensemble, nous pouvons peser. Et si nous ne sommes pas écoutés, nous reviendrons à Washington. Nous ne serons pas dix mille, mais cent mille. Nous ne serons pas cent mille, mais un million. Nous ne serons pas un million, mais dix millions ! Nous avons appris. Nous avons retenu la leçon. Et s'ils refusent toujours de nous respecter, nous marcherons sur Washington. Nous prendrons le pouvoir qui est théoriquement le nôtre. “Le pouvoir du peuple, par le peuple, pour le peuple”, disait Lincoln. Nous prendrons le Capitole. Nous sauverons la démocratie américaine. Nous sauverons l'Amérique. Rejoignez-nous. L'Histoire vous regarde. L'Histoire nous regarde ! »

Carter replia le papier et le remit dans la poche de sa chemise, visiblement ému. Son devoir était accompli. Waters serait fier de lui. La machine était lancée. Impossible de faire marche arrière. Demain, le pays aura le choix. Demain. Demain !

Le journaliste l'interrompit dans ses pensées.

– Peut-on qualifier votre mouvement de « fasciste » ? Les chemises kaki, ça y ressemble, non ?

– Walter Waters répondra à toutes ces questions. Mais si vous voulez mon avis, utilisez « fasciste » dans votre papier demain si ça vous chante, moi, ça ne me dérangera pas. Nous regardons avec attention ce que M. Mussolini réalise dans son pays. Et nous constatons que la mise en œuvre de ses idées est efficace. Nous aurons bien besoin d'une telle efficacité.

Le correspondant, dissimulant sa stupéfaction, hésita un peu avant de reprendre.

– Et M. Hitler en Allemagne ?

– Pour l'instant, il n'a rien prouvé. Il n'est pas au pouvoir, que je sache. Il n'est même pas chancelier…

Pour la première fois de sa carrière, ce scribouillard, dont l'histoire ne retiendra pas le nom, eut peur. Le ton de ce haut gradé de l'armée américaine ne lui disait rien qui vaille.

Demain il commencerait son article par ces mots : « Les dirigeants de la Bonus Army expulsés de Washington concentrent ici, ce soir même, leurs partisans en lambeaux et essayent de transformer la croisade des anciens combattants en une sorte de mouvement fasciste auquel “tous les citoyens américains fidèles aux idéaux de la Constitution” seraient appelés à se joindre. »

Achevant d'écrire son papier d'une traite fiévreuse, il se rendit compte qu'il tremblait.

4097 Albany Post Road, Hyde Park, New York, quelques jours plus tard

Un homme se délectait, le sourire aux lèvres, en lisant tous les épisodes de la semaine dans son journal du matin, surtout l'assaut de MacArthur. Franklin Delano Roosevelt savait qu'il avait gagné la présidentielle, bien que l'élection dût ne se tenir que quatre mois plus tard. Les vétérans ne pardonneraient jamais à Hoover. Beaucoup d'Américains avaient été choqués. Ajoutez à cela le chômage, la misère, la crise : point n'était besoin d'être un devin pour prédire le score de 1932.

– En mars 1933, je vous parie ce que vous voulez, je prêterai serment, lança, goguenard, Roosevelt en direction de Bernard Baruch qui leva un sourcil, amusé.

Depuis l'autre bout du salon, à Hyde Park, chez Roosevelt, le « loup solitaire de Wall Street » répondit sur le même ton :

– Ce sont mes copains de Wall Street qui vont être ravis. Le New Deal, c'est leur passion.

L'ironie du propos déclencha l'hilarité de Roosevelt qui en lâcha son cigare.

– Hey, Baruch ! Tous vos copains milliardaires vont cracher au bassinet ! Allez, je veux bien leur faire plaisir et leur filer un bassinet en or s'il le faut, tant qu'ils crachent dedans...

Bernard Baruch sourit, mais il savait que le mur auquel ils allaient se heurter était d'une hauteur que Roosevelt ne soupçonnait pas, bien que venant de ce même monde.

– Baruch, j'ai besoin de vos bras !

Le financier accourut pour déplacer le lourd fauteuil.

– Allons sur la terrasse, il nous faut réfléchir à la suite. Au pouvoir !

Les pages du journal déposé sur la table basse s'envolaient sous l'effet du vent. C'était comme le bruit d'un oiseau, seulement interrompu par le son métallique du fauteuil qui supportait le poids du futur président des États-Unis.

– Franklin, ils ne vous lâcheront jamais, je vous le répète souvent. Et à nouveau...

– Oui, oui, les républicains m'appellent Miss Nancy, pour eux je suis une lopette, je connais la musique, Bernard...

– Je ne parle pas d'eux. Ils ne me font pas peur. Ils vont perdre la présidentielle et rentrer sagement chez eux.

– À qui pensez-vous alors ? La seule personne qui me fasse peur, c'est Eleanor. Je crains qu'elle ne me supporte plus...

– C'est amusant, Franklin, mais ne négligez pas vos ennemis. Je n'ai pas dit « vos adversaires », mais vos ennemis. Je pense comme vous que vous avez gagné. Eux le pensent aussi. Vous êtes donc l'homme à abattre.

– Vous me prédisez un destin à la Lincoln ? Pour marquer l'histoire, c'est pas mal, s'esclaffa le candidat démocrate.

– Je les connais aussi bien que vous, peut-être même un peu mieux. Oubliez « Miss Nancy ». Vous savez le nouveau surnom qu'ils viennent de vous trouver ? Rosenfeld.

– Ah ! Vous voyez, je suis l'élu !

À cette plaisanterie, son rire redoubla.

– Riez, mais laissez-moi semer cette petite graine. Méfiez-vous. Méfions-nous. Ils ne nous laisseront jamais tranquilles. Ils ont les moyens et peut-être les armes pour cela.

– Une chose après l'autre, Baruch. Pour l'instant, préparons mon meeting de ce soir. Prévenez les journalistes que, comme d'habitude, ils ne prennent aucune photo de moi dans ce satané fauteuil roulant.

– Bien sûr, je passe la consigne. Les journalistes n'ont rien à gagner à se mettre à dos le futur président des États-Unis…

– Ah, enfin, Baruch, vous parlez d'or. Déplacez-moi jusqu'à la fenêtre, voulez-vous ? J'ai envie de profiter du jardin. Les roses sont sublimes.

Retour à Johnstown, Pennsylvanie, août 1932

Quelques jours plus tard, l'ambiance n'était plus la même à Johnstown. La raison en était une réunion très privée qui s'était tenue à la Maison Blanche au milieu du mois d'août.

Daniel Willard avait salué le président Hoover comme on salue un vieil ami.

– Willard, asseyez-vous, je vous en prie ! Je ne crois pas vous avoir vu depuis votre une du *Time*... C'était quand, en janvier ?

– Absolument, monsieur le Président, en janvier. Vos conseillers vous ont bien rafraîchi la mémoire avant qu'on ne m'introduise dans le Bureau ovale...

Hoover éclata de rire.

– On ne peut rien vous cacher ! Merci de m'avoir fait rire, je n'en ai guère l'occasion en ces temps troublés...

– Je présume que ma présence n'est pas sans lien avec ces « temps troublés ».

Il articula ces mots qu'il n'aurait jamais prononcés de lui-même.

– Et je doute fort que cette une de *Time* qui a enchanté ma mère en soit le motif principal…

– Ne soyez pas si modeste, Daniel. Réduire de dix pour cent le salaire des cheminots du pays, ce n'est pas inutile dans ce contexte économique difficile.

– Tout cela ne me dit pas ce qui me vaut l'honneur de cette entrevue.

– La Bonus Army me cause des soucis. On les a chassés un peu trop rudement à mon goût ; d'ailleurs, ce MacArthur est une tête brûlée de première classe. Bref, s'ils ne sont plus là à ma porte, ils sont bien là, en revanche, dans un bled qui s'appelle Johnstown, en Pennsylvanie.

– Je sais, je lis la presse, monsieur le Président.

– OK, alors accélérons. Je vous passe les arguments bidon. Pour faire court, cette histoire me coûte cher. Roosevelt s'y voit déjà et je ne peux lui donner tort. D'autant que maintenant, ces tarés en appellent à tous les chômeurs du pays. Ça ne me plaît pas de voir Waters s'imaginer en Duce. Pitoyable, certes, mais dangereux pour ma réélection…

– Il ne vous aura pas échappé que je ne suis pas le général MacArthur…

– Justement, assez de pots cassés. Filez à Johnstown et, en tant que grand patron des chemins de fer, trouvez une solution pour les éloigner.

– Et je précise que je viens de la part du président des États-Unis d'Amérique ? dit Willard avec une pointe de persiflage que Hoover, son camarade de vingt ans, décela aisément.

– Le maire, qui faisait le malin, en a marre de voir ses concitoyens râler. Faut les comprendre : ils crèvent la dalle et ils ont sous leurs fenêtres des étrangers qu'on loge, qu'on nourrit et qu'on blanchit à l'œil.

– Compris.

Personne ne se doutait que Daniel Willard arrivait tout droit du Bureau ovale quand il descendit du train en gare de Johnstown, Pennsylvanie. Dans un fracas strident qui obligeait les gens à forcer la voix, le maire, accompagné de tout le gratin du coin, se dirigea vers lui et le salua d'une poignée de main franche, virile et pleine de respect. Edward McCloskey était très fier de sa ville. Ce n'était pas tous les jours qu'une telle personnalité posait le pied dans ce bled quelque peu paumé. Le personnel du train vint également saluer le grand homme. Il n'était jamais mauvais de se présenter à son patron. Parce que Willard, le corps sec et noueux cintré dans un costume sombre, dirigeait depuis 1910 l'une des grandes compagnies ferroviaires du pays, la fameuse Baltimore and Ohio Railroad. Comme ne l'indiquait pas son nom qui racontait ses origines, elle déployait ses voies ferrées sur l'ensemble de la Nouvelle-Angleterre.

– Notre gare est l'une des plus belles de la région, souligna McCloskey. Vous ne trouvez pas, monsieur Willard ? Allons à pied jusqu'à la mairie, vous pourrez ainsi traverser la grande rue et ses commerces de toute beauté, même si certains sont fermés depuis trop longtemps… Ah, la crise, la crise…

Parce qu'il était poli, Daniel Willard affichait un sourire figé. Mais parce qu'il avait du pouvoir et qu'il était sincère, il ne put s'empêcher de glisser à voix basse, pour que seul le maire l'entende :

– Je ne suis pas là en touriste. Nous avons à faire, et à faire vite. Bon sang, mais vous n'avez pas une voiture pour aller à la mairie ?

D'un claquement de doigts, McCloskey fit approcher un conseiller et en un rien de temps, les deux hommes fendirent à vive allure le cœur de ville en voiture, snobant les magasins et les commerçants qui attendaient le cortège sur le pas des portes. Lorsqu'ils furent arrivés à la mairie, Willard prit la parole :

– Monsieur le maire, j'ai une solution pour vous.

– Willard, qui vous dit que j'ai un problème ?

– Je lis la presse et j'ai un grand cœur. Alors oui, je connais le problème et j'apporte la solution.

Embarrassé, McCloskey garda un temps de silence. Personne n'aime être l'homme généreux qui revient sur sa bonne action.

– Mes concitoyens sont en colère et les élections municipales approchent, admit-il. Moi aussi j'ai un grand cœur. Trop. Ces pauvres gens, je leur ai ouvert les bras, et maintenant je m'en mords les doigts…

– Ne vous en blâmez pas. On va les déplacer loin vers l'ouest.

– Mais ils n'accepteront jamais !

– Prenez une grosse voix. Ne parlez pas de moi. Et encore moins de la Maison Blanche, parce que oui, c'est un ordre direct du président des États-Unis, qui pense tout particulièrement à vous.

McCloskey était près de se décrocher la mâchoire. Il avait en face de lui un homme qui venait de parler au président. Et plus dingue encore, les deux hommes avaient probablement parlé de lui, prononcé son nom ! Histoire de ne pas perdre la face, le maire avala une lampée de whisky et prit un air naturel :

– Hum, je vois… Des trains gratuits, ils vont trouver ça louche, mais d'accord, je vais aller gueuler un bon coup. Et s'ils déguerpissent…

– À vous un nouveau mandat à la tête de cette si jolie ville, acheva Willard qui remettait déjà sa veste.

Le visiteur scruta les nuages depuis le bureau du maire. Il était temps de rentrer à Washington.

Le lendemain midi, c'est d'un pas décidé que McCloskey se présenta au camp. Les vétérans se massèrent devant la petite tribune de bois montée pour l'occasion. Malgré l'absence de micro, tous purent entendre les propos du maire. Il forçait tellement la voix qu'on voyait saillir les veines de son cou.

– Dieu vous a envoyés ici, et moi, je vous renvoie. Je veux vous dire quelque chose. Je peux éclater n'importe qui ici. Si vous ne le croyez pas, approchez… Vous allez rentrer chez vous sur des coussins moelleux et il y aura de la nourriture pour chacun d'entre vous. C'est plus que ce que Hoover a fait pour vous, non ? Je vous accorde une pause, les gars. Un peu de repos. Ensuite, vous pourrez marcher jusqu'à la gare et je veillerai à ce que vous preniez un sacré bon départ. Il y a des trains magnifiques et gratuits qui n'attendent que vos culs. Je n'appellerai aucun soldat pour vous massacrer. En revanche, si vous n'acceptez pas… je casserai les dents de tous ceux qui traînent par ici.

Dans un silence de cathédrale, les vétérans se regardèrent. Ils appréciaient ce discours de vérité et ils percevaient tous la menace. Le souvenir de Washington était encore vivace. Et les cicatrices ouvertes. Ils n'auraient plus la force d'affronter des soldats américains. Sans un mot, ils firent leurs bagages et se mirent en route vers la gare. La police locale escortait cette troupe fatiguée, devenue trop faible pour combattre. Les trains les attendaient. C'était bien organisé. Avoir le boss aux commandes, ça aide, se dit le maire de la ville.

Ils partirent vers l'ouest, comme prévu. Loin, très loin de Washington. Loin, très loin des emmerdes politiques, mais si près d'une nouvelle humiliation, de la misère qui les attendait. L'épouse qui lance à son mari passé au bar après sa journée de travail : Ah, tu pensais t'en tirer à si bon compte ? Rentre à la maison. T'as aimé la boue de Washington et de Johnstown ? Ici, c'est de la glu qui t'attend. Tu ne repartiras plus jamais. N'essaye même pas, sérieusement. Te voilà enkysté dans ta condition humaine déplorable. Tu ressasseras sur un canapé élimé ces quelques mois de fraternité et d'espoir. Tu verseras sans doute une ou deux larmes. Et puis, si tu veux mon avis, un jour tu te lèveras de ce canapé et tu t'effondreras. En tombant, tu verras ta misérable vie, la boue, beaucoup de boue. K-O pour l'éternité. Tous les knock-down de la vie t'ont affaibli. Les autres seront trop occupés à survivre pour venir à tes funérailles. T'as de la chance d'avoir des enfants pour te pleurer. Rideau sur ton existence. Pourtant, qu'ils furent beaux ces mois de colère et d'espoir. Pour rien au monde tu ne voudrais les effacer de ta mémoire, et même s'ils ne t'ont pas apporté un dollar de plus, c'était chouette les chansons, les camarades, même la boue elle te manque.

En quelques heures, Johnstown fut nettoyé, des hommes et des saletés. Pour beaucoup de ses habitants, c'était du pareil au même. De la crasse tout ça ! Bon débarras.

23 Wall Street, New York, 9 novembre 1932

Les portières claquèrent, refermées par des chauffeurs aux gants blancs, et les voitures redémarrèrent dans un incessant ballet. Des hommes qu'on croirait sortis d'un même moule pénétrèrent les uns après les autres d'un pas décidé et enfiévré dans le hall du siège de la banque JP Morgan, 23 Wall Street. Tous étaient vêtus de noir. Costume, manteau, souliers vernis. Ils connaissaient si bien les lieux qu'ils ne prirent même pas le temps de jeter un œil à l'immense lustre en cristal qui pendait au-dessus de leurs têtes couvertes de chapeaux noirs. Résonnaient sur le marbre de Carrare les talons de leurs chaussures parfaitement lustrées et, pour certains, le claquement de leurs cannes. Le rez-de-chaussée, habituellement en proie à l'agitation des affaires, était écrasé par un lourd silence. Personne n'osait seulement chuchoter. Sur une table basse, un exemplaire du *New York Times* du matin : « La vague Roosevelt balaye la Nation. Il dépasse les 500 grands électeurs. » Robert Sterling Clark soupira pour lui-même.

Sans un mot, une jeune femme guida chacun des hommes vers les ascenseurs.

L'heure était grave. Le pire était arrivé. Dans ce salon du quatrième étage, tous attendaient l'hôte du jour. Tous se connaissaient. Ils avaient fréquenté les mêmes universités, les mêmes fraternités. Leurs épouses étaient amies. Leurs enfants étaient inscrits dans les mêmes clubs. Et cela durerait le temps que cela durerait. L'éternité probablement. Et voilà qu'un grain de sable venait enrayer ce bel ordonnancement du monde. Oui, l'heure était grave. Suffisamment en tout cas pour se retrouver tous ensemble à huit heures du matin, le mercredi 9 novembre 1932.

Jack Pierpont Morgan Jr. était le seul à ne pas arriver de l'extérieur. Il avait passé la nuit dans son bureau à analyser les résultats électoraux. Il y avait fait installer un lit et une douche depuis ce funeste jour d'octobre 1929. Il en avait passé des nuits là, à compter. À soustraire, plus qu'à additionner. Une de plus, se dit-il en traversant un grand couloir sombre. Un rai de lumière s'échappait d'une lourde porte en bois. Il aimait être attendu. C'est le propre des hommes de pouvoir. Et des messies.

L'odeur de sa pipe le précéda de quelques secondes, si bien qu'au moment où la porte s'ouvrit toute l'assemblée s'était déjà redressée. Le maître des lieux avait vieilli. À soixante-cinq ans, il en paraissait au moins dix de plus. Comme souvent à cet âge, il avait rétréci. La crise de 1929 lui avait coûté des dizaines de millions de dollars, quelques centimètres, et lui avait rapporté des cheveux blancs et des rides sur le front qu'il avait dégarni depuis bien longtemps. D'un rapide coup d'œil, il s'assura que les banquiers présents, une petite dizaine, appartenaient à son monde. En même temps, que feraient ici les gens de chez Kuhn Loeb, Lehman Brothers, Goldman Sachs ou Merrill Lynch ? Il avait hérité de son père une haine profonde des Juifs. Et des catholiques.

– Fermez ces volets ! Personne ne doit savoir ce que nous faisons ce matin…

À peine avait-il terminé sa phrase que la pièce fut plongée dans l'obscurité.

– Bon Dieu, faites de la lumière !

Certains s'autorisèrent un sourire discret.

– Je ne vois pas là matière à sourire. Je vous ai fait venir ce matin, et ce n'est pas pour une partie de poker ou de plaisir. Nos intérêts, si concurrents soient-ils, convergent ce matin, et peut-être pourrions-nous nous mettre d'accord au moins pour les quatre prochaines années.

S'asseyant dans un râle, Morgan fixa chacun des hommes, pour s'assurer que ses mots avaient porté. Tous étaient désormais graves et attentifs.

– Nous ne sommes pas ensemble. Personne n'a eu la brillante idée d'indiquer ce rendez-vous matinal dans son agenda, j'espère ? Non que notre rencontre soit illégale, mais nous avons tous, je dis bien tous, intérêt à ce qu'elle demeure, disons… discrète.

Les hommes en noir hochèrent la tête et certains murmurèrent un « oui » convaincant. Quelques pages d'agenda seraient déchirées dans la matinée.

– Voilà le topo, les amis : en mars, Miss Nancy va s'asseoir dans le Bureau ovale, même si son postérieur restera pour toujours dans son fauteuil roulant. On ne va pas regretter ce nullard d'Hoover qui n'a rien fait pour nous. Mais désormais nous allons préférer quelqu'un qui ne fait rien à quelqu'un qui nous fait du mal. Vous saviez que c'est probablement le descendant d'un youpin ? Non ? Eh bien voilà, j'ai payé, trop cher d'ailleurs, un généalogiste. Roosevelt, au départ, ce sont des Hollandais répondant au doux nom de Rosenfeld. Rosenfeld. Oui.

Il se racla la gorge puis reprit :

– Les Juifs, les Juifs... Messieurs, mes amis. Ils vont souiller notre race plus encore que les nègres. Eux, on les reconnaît. Et leur bêtise nous protège. Mais les Juifs ! Les Juifs... Ici, je peux le dire. Nos amis de Harvard, de Yale et de Princeton luttent de toutes leurs forces, et nous les soutenons à coups de billets verts. J'ai une pensée émue pour Abbott Lawrence Lowell, que mon père défunt aimait tant. C'est lui le premier qui a constaté que les étudiants protestants, des étudiants « authentiquement américains », c'est comme ça qu'il les appelait, qu'il nous appelait, étaient submergés par les youpins. Un sur cinq. Un sur cinq ! Dieu soit loué, Harvard a réagi et les autres ont suivi. Les lycées de Juifs ne pourront plus y envoyer leurs élèves déicides. Je m'égare, les amis, mais je sais que nous partageons cette même passion de l'Amérique. J'en étais où ? Ah oui, Rosenfeld… Rosenfeld, ça veut dire « champ de roses », mais pour nous c'est plutôt un champ de merde. Je ne vous apprends rien : par nature, le youpin est socialiste ou souvent même communiste. Il veut nous tondre. Nous tondre ! Et avec son conseiller plus youpin que youpin, Baruch. Leur laisser les clés du pays, c'est les laisser nous enfermer à l'intérieur de leur folie rouge. Bordel ! Je pourrais parler des heures de ces salauds. Ils n'aiment pas l'Amérique. Ils ne nous aiment pas parce que nous représentons notre pays dans ce qu'il a de plus grand et de plus pur. Sans nous, ce pays est à genoux. À tailler des pipes à Staline.

Un rire nerveux parcourut l'assistance. Il est en forme, le vieux, ce matin. Morgan reprit :

– Nos Pères fondateurs doivent se retourner dans leurs tombes…

Prescott Bush, associé de la Brown Brothers Harriman, l'allure aristocratique dans son costume gris cintré, osa briser le monologue :

– Et si je peux me permettre, les présidents que l'on sculpte en ce moment même au mont Rushmore vont se transformer en château de sable…

– Amusant, Prescott. Vous nous direz un jour si vous avez vraiment retrouvé le crâne de Geronimo pour l'offrir à votre fraternité ? C'est là une rumeur tenace, même si, pour les personnes les plus sérieuses, il ne s'agit que d'une plaisanterie potache bonne à berner les esprits les plus faibles.

– Je vous dirai tout si nous parvenons à empêcher le pire !

– Empêcher, nous n'y arriverons pas, mes amis. La démocratie (il prononça ce mot, la lèvre supérieure retroussée) a parlé.

– Dans ce cas, pardonnez-moi, mais que faisons-nous ici ?

– Robert Sterling Clark, vous voilà bien impatient. Ce que je dis, c'est que la Constitution des États-Unis, que nous chérissons tous (il balaya la salle d'un rapide regard), nous offre cinq mois. Savez-vous pourquoi l'investiture n'a lieu qu'en mars ?

Tous les hommes présents le savaient, mais ils savaient plus encore le plaisir qu'avait J.P. Morgan Jr. de leur donner une leçon d'histoire.

– Dès l'origine, reprit-il, l'œil gourmand, les Pères fondateurs, Dieu soit loué, ont fixé une élection en novembre et une investiture le 4 mars. Les hivers étaient rudes, et il fallait du temps pour collecter tous les résultats et les apporter, à cheval, en calèche ou même en bateau, depuis les treize États jusqu'à Washington. Ça avait très mal commencé. La neige avait repoussé l'investiture de George Washington au mois d'avril.

Il s'interrompit soudain, garda un instant un silence pesant, devant l'assemblée muette, avant de reprendre :

– Bref, le 4 mars. Un jour noir à venir, pour nous et pour l'Amérique. Qui aurait imaginé un judéo-bolchévique à la Maison Blanche ? Qu'arrive-t-il à notre Nation, à notre race ? La démocratie ! Le vote des femmes et des nègres, voilà notre drame, messieurs. Leur niveau d'intelligence ne peut nous conduire que vers l'abîme. Nous avons besoin de génies pour guider cette Nation-là au point le plus haut de la civilisation. Et qu'avons-nous gagné à l'afflux de tous ces Juifs, de tous ces Méditerranéens ? Rien ! Ah si, pardon, quelques maladies et un sang souillé.

Morgan était inarrêtable. Et qui aurait osé l'arrêter ?

– Vous avez tous lu Madison Grant. Tout est dit. Tout.

Une petite voix s'éleva :

– Nous avons donc cinq mois pour agir ?

– Oh, mais je ne vous avais même pas remarqué ! Dites-moi, monsieur Je-ne-sais-qui, M. Mellon avait-il mieux à faire pour vous envoyer ici à sa place ?

Gêné, le jeune homme s'éclaircit la gorge et s'arma de courage pour répondre :

– M. Mellon est en Californie pour affaires, je suis là pour le représenter. Il me charge du reste de bien vouloir l'excuser pour son absence.

– Soit. Mais nous avons tous des affaires urgentes, et celle qui nous occupe aujourd'hui surpasse toutes les autres. Ce New Deal me donne la nausée. L'État, il n'a que ça à la bouche. L'État, c'est le bon Dieu. Le diable, c'est nous, les banques. Séparer les banques d'affaires et les banques de dépôt ! Il l'a dit, et il risque de le faire. Réguler, réguler, réguler. Bienvenue en Bureaucratie ! De la paperasse, des normes, des lois. Bienvenue en URSS ! La pire des choses serait pour nous de sous-estimer cet homme. Nous ne pouvons nous permettre de perdre du temps. Les banquiers juifs sont certains de le ramener à la raison. Personnellement, je n'y crois pas une seconde. Et j'espère que vous non plus, mes amis. Roosevelt et sa clique ne sont pas des adversaires, ce sont des ennemis. Et les ennemis, il ne faut pas se contenter de les battre. Il faut les abattre.

À ces mots, l'assistance s'interrogea du regard. Que voulait dire le vieux banquier ? Tuer Roosevelt ? Après quelques secondes, Morgan reprit, fier de son coup :

– Bien évidemment, il ne s'agit pas de l'assassiner... Enfin, pas nous.

Son rire surprit ses commensaux. Mais dans ce monde où la politesse est un art de vivre, chacun se décida à accompagner le maître des lieux. Si bien qu'en cette matinée de novembre au vent glacial, dans un salon aux boiseries et aux moulures de plâtre, onze hommes rirent de bon cœur à l'idée de la mort d'un douzième. Le nouveau président des États-Unis. Après avoir essuyé ses yeux rendus humides par son rire, Morgan redevint sérieux en un claquement de doigts.

– Certains d'entre vous sont des Sentinelles de la République, d'autres appartiennent peut-être encore au Ku Klux Klan... Bon Dieu ! Qu'est-il arrivé à cette belle expérience ? D'autres encore militent au sein de l'American Legion…

Depuis la fin de la Première Guerre mondiale, les États-Unis étaient en effet la proie d'une nébuleuse fasciste qui, comme en Europe, trouvait une partie de son origine dans le désœuvrement et le sentiment d'abandon des vétérans. L'American Legion constituait, de loin, l'organisation la plus puissante. Née à Paris en 1919 mais financée par Wall Street, elle était consacrée à l'entraide mutuelle, le patriotisme dans l'âme. Le moral des troupes était en berne, et la crainte de voir la déprime se muer en colère, noire ou rouge, forte. Théoriquement apolitique, mais nourrie d'un anticommunisme viscéral entretenu par des affrontements meurtriers avec des syndicats ouvriers, l'organisation s'était rapidement radicalisée. L'arrivée au pouvoir de Mussolini en 1922 fut pour Alvin Owsley, son dirigeant, une révélation. Deux ans plus tard, l'organisation comptait jusqu'à huit cent mille membres, un chiffre qui baisserait avec la crise économique, des milliers de vétérans n'ayant plus les moyens de payer leur cotisation.

Les difficultés s'amoncelaient également pour une autre organisation patriotique plus massive encore, le Ku Klux Klan. Quasiment disparu à la fin du XIXe siècle, le Klan connut une incroyable renaissance en 1915 dans la foulée de la sortie du film *Naissance d'une nation*, de D. W. Griffith, qui offrait un récit romanesque et largement fantasmé de la guerre de Sécession et de la période dite de « reconstruction » qui l'avait suivie. La haine des Noirs se doubla rapidement d'une haine des migrants européens de Méditerranée et des Juifs. L'un des grands succès du Klan fut d'ailleurs de faire voter la loi Johnson-Reed sur l'immigration de 1924. Un an plus tard, en août, dans leur tenue blanche, traditionnelle et grotesque, quarante mille membres du Klan, hommes, femmes, enfants, défilaient au cœur de Washington DC. La haine populaire des catholiques, des Juifs et des nègres triomphait. Cependant, en cette année 1932, le Klu Klux Klan était en pleine débandade, avec à peine trente mille membres. Les violences et plus encore les contradictions d'une organisation qui prétendait défendre les femmes blanches et la probité morale avaient éclaté au grand jour.

Fondées en 1922, les Sentinelles de la République étaient elles aussi appelées à jouer un rôle fondamental dans le débat politique, sans avoir la puissance populaire des deux précédentes organisations. Des intellectuels, des hommes d'affaires et des politiciens – dont les frères Pitcairn, la quasi-totalité de la famille du Pont, le président de General Motors, Alfred P. Sloan, des associés de chez JP Morgan, le président de la Sun Oil, J. Howard Pew, quelques sénateurs, sans oublier Andrew W. Mellon, milliardaire et secrétaire au Trésor entre 1921 et 1932 – se mirent à promouvoir le « constitutionnalisme », un attachement rigoriste à la Constitution qui n'acceptait, selon eux, aucune évolution, surtout si elle risquait d'entraver le business. En effet, derrière les grands discours patriotiques, les Sentinelles défendaient surtout la liberté d'entreprendre, et considéraient que toute nouvelle régulation était un pas de plus vers la bolchevisation de l'Amérique – ils s'opposèrent ainsi longtemps avec succès à toute réglementation sur le travail des enfants. Leur détestation de l'État fédéral, de la bureaucratie, de tout ce que Washington représentait, mais aussi des Juifs, les poussait à haïr Roosevelt et son New Deal.

Tout ce beau monde ne se serait jamais sali les mains. Mais payer d'autres pour le faire à leur place, ça oui.

Cooperstown, New York, 4 mars 1933

Il aspira un peu d'air à travers ses lèvres puis garda le vin en bouche environ dix secondes. Le château d'Yquem 1929 lui coula avec délice dans la gorge. De l'abricot cuit, des épices, des écorces d'orange, du caramel et du miel – oui, du miel. Robert Sterling Clark profitait du moment. Ce vin était proche de la perfection. Le signe que Dieu existait. Qu'il avait merveilleusement réchauffé le Bordelais. L'été 1929 avait été sec, chaud, puis même brûlant en septembre. Il avait chargé le vin d'un degré élevé et enivrant d'alcool. Robert se souvenait si bien de cet été-là. Il avait passé quelques jours étouffants à Sauternes avec Francine, son épouse, qui, parce que française, lui traduisait toutes les subtilités que décrivait Bertrand de Lur-Saluces. Le maître du domaine lui avait dit que le vin de cet été serait exceptionnel. Les caisses étaient arrivées deux ans plus tard avec un petit mot manuscrit rappelant à l'heureux acquéreur les quelques jours passés dans la propriété.

Le plaisir qu'il prenait à déguster ce grand vin était d'une double ironie. D'abord, parce que, quelques semaines après la miraculeuse vendange, la crise avait frappé Wall Street et durement atteint la fortune des Clark. Ensuite, parce qu'au moment précis où le vin se frayait un chemin dans son œsophage, le gros poste de radio diffusait le discours d'investiture que prononçait le nouveau président des États-Unis, Franklin D. Roosevelt. Robert Sterling Clark s'allongea sur la méridienne du XVIIIe siècle qu'il avait rapportée de l'un de ses nombreux voyages à Paris. En fermant les yeux, il se sentait à Washington, dans la douceur de ce début du mois de mars. Il sourit en entendant Rosenfeld s'en prendre, d'une voix fragile mais déterminée, à ses amis de Wall Street :

– Les pratiques des usuriers sans scrupules se trouvent dénoncées devant le tribunal de l'opinion publique, rejetées aussi bien par les cœurs que par les âmes des hommes. À la vérité, ils ont essayé. Mais leurs efforts portaient l'empreinte d'une tradition périmée. Confrontés à l'effondrement du crédit, ils n'ont proposé que le prêt de plus d'argent. Dépouillés de l'appât du profit par lequel ils induisaient notre peuple à suivre leur fausse direction, ils en sont venus aux exhortations, plaidant la larme à l'œil pour le retour de la confiance. Ils ne connaissent que les règles d'une génération d'égoïstes. Ils n'ont aucune vision, et sans vision le peuple meurt. Oui, les usuriers ont fui leurs hautes chaires du temple de notre civilisation. Nous pouvons maintenant rendre ce temple aux anciennes vérités. La mesure de cette restauration est l'ampleur avec laquelle nous appliquons des valeurs sociales plus nobles que le simple profit monétaire. Le bonheur ne réside pas dans la simple possession d'argent ; il réside dans la joie de l'accomplissement, dans l'excitation de l'effort créateur...

Mon bonheur, c'est ce vin et mes tableaux, surtout les Renoir, que j'aime tant. L'alcool commençait à faire son effet. Sa tête pesait lourd et Robert Sterling Clark s'endormit, tandis que Roosevelt achevait son discours. Les rêves l'emportèrent à Paris. Il rencontrait à nouveau Francine Clary qui brillait sur la scène de la Comédie-Française. Elle lui présentait tout ce que Paris comptait d'artistes. Tous faisaient la queue pour saluer l'Américain qui, en échange d'une poignée de main, leur glissait des liasses de billets dans les poches. Dans la brume du sommeil, aucun visage particulier ne se dégageait, sinon celui, rond et avenant, d'Apollinaire, suivi comme toujours par celui de cette Russe aux cheveux roux qui cherchait à séduire tout ce qui portait pantalon. La voix de Francine l'arracha à cet étrange rêve qui comportait une part de vérité : le couple s'était rencontré à Paris au début des années 1910 et Francine Clary était comédienne. Leur mariage en 1919 avait déplu à la famille Clark qui avait préféré rester aux États-Unis plutôt que de voir son rejeton épouser une femme divorcée et déjà mère d'une enfant. Trois ans plus tard, les jeunes mariés s'étaient toutefois installés dans le village familial de Cooperstown, un peu à l'écart, dans une grande maison coloniale qui avait autrefois été un moulin.

Le couple partageait son temps entre Cooperstown, leur immense appartement new-yorkais de dix-huit pièces donnant sur Park Avenue, et Paris où ils aimaient passer le printemps. L'héritage des machines à coudre Singer était à ce point important que non seulement Robert ne travaillait pas, mais qu'il se constituait avec son épouse une collection d'art composée de tableaux, essentiellement français, et de livres rares, le plus souvent illustrés, qui, après la Seconde Guerre mondiale, deviendrait une fondation de premier plan. Mais la grande passion de Robert Sterling Clark demeurait les chevaux de course. Juste avant la crise, il avait acquis dix-huit hectares en Normandie pour y installer un haras, en plus de celui que les Clark possédaient déjà en Virginie, à Upperville. Robert était un homme comblé. N'était ce Roosevelt dont les mots lui trottaient dans la tête. Pour qui se prenait-il ? Et, surtout, à qui s'en prenait-il ? Se rendait-il compte qu'il venait de donner un coup de pied dans une fourmilière qui n'en attendait pas tant pour se mettre en mouvement ?

Francine déboula dans le petit salon, foulard sur la tête, gants de jardin, gilet à grosse maille, pantalon beige retroussé et sabots aux pieds.

– Robert ! Vous devriez faire de l'exercice plutôt que de somnoler sur cette chaise longue ! Il fait un temps magnifique, et les magnolias commencent à s'épanouir, c'est sublime…

– Oui, oui, j'arrive…

– Mais à quoi pouvez-vous donc penser, comme ça, en pleine journée ?

– Je me demandais si l'un de nos chevaux remportera un jour le Derby d'Epsom…

– Oh, vous et vos chevaux… Je me demande parfois si vous ne me les préférez pas…

Robert sourit et se leva, songeant qu'il était préférable que son épouse ne sût rien des affres politiques qui le consumaient. En écoutant Roosevelt, il s'était rendu compte à quel point il détestait cet homme et tout ce qu'il représentait. En novembre dernier, il survolait encore le sujet, et n'avait accepté d'assister à la grande réunion secrète chez JP Morgan que pour faire plaisir à quelques amis chez qui il avait placé sa fortune. Désormais, les choses étaient nettement plus claires. Au moment où il mit le nez dehors et fixa les magnolias bientôt en fleur, il prit une grande inspiration et formula pour lui-même ces mots qui guideraient chacune de ses actions pour les prochains mois :

– Cet homme ne peut demeurer président des États-Unis.

Une fois encore, les cris de son épouse le ramenèrent à l'instant présent.

– Robert, venez me donner un coup de main au lieu de rester les bras ballants. Le lierre est en train de coloniser la petite cabane !

– J'arrive, Francine, j'arrive.

La photo du *New York Times* de l'été précédent lui revint en mémoire. Comme un flash. Tianjin ! Ils avaient combattu ensemble. Butler avait été blessé. Il avait failli y rester, le pauvre. « L'homme qu'il nous faut ! » se dit-il, avec une telle urgence qu'il prononça ces mots à voix haute. Francine leva la tête de l'arbuste qu'elle taillait :

– Quel homme ? De qui diable parlez-vous ? « L'homme qu'il nous faut » ? Pour nous aider dans le jardin ? Nous avons déjà James. Il ne vous convient plus ? Robert, je vous parle ! Robert !

740 Park Avenue, Manhattan, 5 mars 1933

Les fenêtres ouvertes laissaient entrer l'air frais du matin. Robert Sterling Clark s'étira. Ses talons résonnaient sur le parquet point de Hongrie récemment ciré. L'odeur d'encaustique imprégnait l'atmosphère. Il préférait la ville. La campagne, c'était pour Francine. Robert avait quitté Cooperstown à l'aube et avait roulé toute la matinée. Son chauffeur conduisait avec souplesse la Delaunay-Belleville importée de France, mais Robert n'avait pas fermé l'œil. D'un simple mot posé sur la table basse du salon, il avait indiqué à Francine qu'il ne reviendrait pas avant quelques jours. « Des affaires urgentes m'imposent un départ immédiat à New York City. Occupe-toi bien du jardin, je t'aime. Bobby. »

Francine serait sûrement ravie d'être un peu seule à la campagne. Elle pourrait faire ce qu'il détestait de toute son âme : recevoir des amis et accepter des invitations.

Oui, les affaires étaient urgentes. Un nom tournait dans sa tête : Butler. Un grade : général. Une histoire : Tianjin. Un combat : la Bonus Army.

Au moment précis où il s'apprêtait à décrocher son téléphone pour être mis en relation avec la banque JP Morgan, l'appareil sonna. Surpris, il approcha le gros combiné de son oreille droite. La voix d'une jeune femme lui annonça que J.P. Morgan Jr. souhaitait lui parler :

– Robert ! Robert ! Vous m'entendez ?

– Oui, je vous entends parfaitement, monsieur Morgan, inutile de crier, je ne vous entendrai pas mieux ainsi, vous savez...

– Ah, ne vous moquez pas d'un vieil homme, un vieil homme bientôt pourchassé par une horde de judéo-bolchéviques !

Morgan éclata de rire, mais ce rire masquait mal l'inquiétude.

– C'est amusant, j'allais vous appeler, vous m'avez devancé de quelques secondes. Je voulais vous parler de Roosevelt...

– Rosenfeld, Robert. Appelons-le ainsi entre nous. Aucune envie de mettre ce bon vieux Teddy dans d'aussi sales draps. Je vous ai déjà raconté pourquoi l'ourson en peluche que les enfants adorent s'appelle « Teddy Bear » ? Un jour, Roosevelt était parti chasser...

– Je connais l'histoire, et même si vos talents de conteur font mon plaisir, je pense que nous avons d'autres chats à fouetter...

– Soit. Pourquoi vouliez-vous m'appeler ?

– Et vous, pourquoi m'avez-vous appelé ?

– Voilà que vous m'embarquez dans des discussions stériles, Robert. Je vous ai appelé parce que, maintenant, on a le couteau sous la gorge.

– Oui, J.P., et je pense savoir qui peut non seulement nous le retirer mais le poser sous la gorge de Roose... euh, Rosenfeld...

Un silence.

– Ah ? Vous m'intéressez, Robert. Mais ne parlons pas de cela au téléphone. Désormais, ils sont au pouvoir. Mes amis du FBI me disent que rien n'est plus facile que d'écouter une conversation téléphonique. Peut-être qu'en ce moment même, notre charmante opératrice prend quelques notes... Houhou, mademoiselle, mademoiselle, vous m'entendez ?

– J'ai compris, j'ai compris. Je vous attends chez moi ? Ce serait plus discret qu'à la banque qui à cette heure-ci est déjà ouverte...

– Encore heureux, les affaires continuent ! J'arrive. Votre adresse ? À moins que l'opératrice QUI NOUS ÉCOUTE veuille plutôt me la donner directement ?

Une bonne heure passa avant que J.P. Morgan ne sonne à la porte de Robert. Celui-ci s'était laissé surprendre par le sommeil, si bien qu'il crut un instant être encore à la campagne. Le vieux banquier déboula comme un enragé dans le vestibule. Il jeta son chapeau et son long manteau de tweed sur le porte-manteau, tapa dans ses mains et demanda un whisky sec sur-le-champ.

Robert étant arrivé sur un coup de tête, aucun personnel de maison n'était présent pour répondre à l'ordre de Morgan, si bien que l'hôte lui prépara lui-même le verre demandé.

– Excellent, ce whisky ! La tourbe… Je vous ai raconté mon voyage en Écosse ? Naturellement, vous n'avez ni le temps ni l'intérêt pour ce beau souvenir, où la brume et la mer grise se confondaient…

– L'intérêt, si, bien sûr, le temps, en revanche…

– Oui, oui, je sais. Rosenfeld. Alors qui ? Qui avez-vous en tête pour nous sortir de ce pétrin ?

– Le général Smedley Butler…

Robert attendit une réaction qui fusa avec une force qu'il n'avait pas anticipée :

– Butler ! Notre fils de pute étoilé. C'est une idée de génie, Clark, de génie !

Après ce cri du cœur, les deux hommes se sourirent, en silence.

– Vous avez le temps pour une petite histoire de ce bon vieux J.P. Morgan Jr. ?

– Je suis tout ouïe, répondit Robert en se servant une bonne rasade de whisky tourbé.

– Vous me faites bien plaisir, Robert. Que diriez-vous que nous prenions place dans ces confortables fauteuils qui n'attendent que nous ?

La rue était calme. On entendait même quelques oiseaux qui, naturellement, ignoraient tout du moment historique qui se jouait dans le salon aux larges fenêtres entrouvertes. Comme il en était coutumier, Morgan se leva pour raconter son histoire.

– Par où commencer ? Butler, longtemps, je n'ai pas connu son nom. Je n'ai jamais eu une passion pour les militaires, je n'ai jamais eu de soldats de plomb. Ce n'est que récemment que j'ai mesuré à quel point ce Butler a été fidèle et utile à nos intérêts. Vous savez, j'ai l'impression que si l'on regardait sur une immense affiche toutes nos opérations militaires, et je dis « nos » en pensant plus aux banques et aux grandes entreprises qu'à Washington, on verrait toujours une silhouette, dans un coin, rarement au centre mais tout le temps là…

– À la façon des tableaux de Survage que j'aimais tant à Paris…

– De qui ? Jamais entendu parler… Je poursuis ?

– Oui, oui bien sûr, pardonnez-moi, vous disiez donc voir la silhouette de Butler un peu partout ?

– Pas « un peu partout ». Partout ! Butler n'était qu'un gamin, mais il était déjà dans les parages à Cuba en 1898. Son père était député, mais le môme aimait l'armée plus que tout. Il avait même, je crois, triché sur son âge pour s'enrôler dans cette guerre qu'on avait montée de toutes pièces pour vendre les journaux de mon ami William Randolph Hearst, chasser l'Espagnol et prendre pied sur l'île. Cuba, c'est le début de tout. Du blé que nous avons amassé en prêtant de l'argent à des gouvernements que nous pouvions renverser d'une simple pichenette. Et je ne vous parle même pas des opportunités économiques sur place : des palaces, des champs, des bananes, des chemins de fer, des casinos... Il n'y avait qu'à se baisser pour ramasser les dollars. Ils poussaient au sol. Et l'engrais, c'était les soldats qui pissaient par terre.

– L'image est saisissante...

– Mais Butler a surtout été utile après. On l'avait envoyé au Panama à l'époque où on construisait le canal, puis de là, au Nicaragua où on avait installé un nouveau président – je ne sais plus comment il s'appelait celui-là, d'ailleurs... Je sais en revanche qu'on s'est gavés. Notre consul sur place, Thomas Moffat, avait fait du bon boulot. Nos copains de Wall Street, les banques Brown Brothers Harriman et J. & W. Seligman & Co., sont devenus les conseillers directs du nouveau président du Nicaragua. Ils ont même créé la « Banque nationale du Nicaragua ». Et vous savez où étaient leurs bureaux ? À Manhattan !

Robert s'écria :

– Je me souviens du nom du président : Adolfo Díaz ! Je le croise souvent dans des restaurants chics, ici, à New York. Nous ne sommes pas si ingrats, on lui offre une fin de vie confortable, loin des tumultes de son pays de sauvages...

– Mais oui, nous ne sommes pas que des salauds !

Morgan éclata de rire, au point de renverser quelques gouttes de whisky sur le parquet.

– Après le Nicaragua ?

– Je vous sens bien impatient, Robert. Mais vous avez raison, ne perdons pas de temps. Il est assassin. Nous en étions à… Ah oui, le Nicaragua. Butler a mené son bataillon comme un chef. Les rebelles étaient coriaces ! J'oubliais : Butler avait supervisé la bonne tenue de l'élection présidentielle, et évidemment, comment vous l'appelez déjà… ah oui, Adolfo Díaz avait gagné. Butler était un héros ! Les banquiers qui désormais tenaient le pays l'ont couvert d'honneurs et de cadeaux. Et je peux vous dire que ça lui plaisait, à ce salaud ! Un Anglais, ça, je l'ai lu dans le journal, l'a même surnommé le « Kitchener du Nicaragua[1] ». Bref, c'est à ce moment-là que Butler est devenu une sorte de célébrité, surtout pour nous à Wall Street. On savait qu'on pouvait compter sur lui, et on sentait qu'il finirait général. On a parié sur ce jeune type…

– Il avait quoi, trente ans ? le coupa Robert.

– Quelque chose comme ça, oui. Et puis après, il y a eu Veracruz au Mexique. Là-bas, la révolution commençait à nous causer du tort, surtout à nos amis du pétrole, et à William Buckley Sr., un drôle de géant qui parlait couramment espagnol et qui s'était fait une jolie place dans le pays. Et énormément d'argent avec le pétrole, donc. C'est lui qui nous a appelés à la rescousse

1. Référence à Horatio Herbert Kitchener (1850-1916), grand chef de guerre britannique et visage de la conquête de l'Afrique. *(Toutes les notes sont de l'auteur.)*

quand les choses ont commencé à sentir mauvais pour ses intérêts, et donc les nôtres. Texaco, Gulf et la Standard Oil, tous avaient accès au pétrole du Mexique grâce à Buckley. Ah, et j'oubliais James Stillman, feu notre vieil ami à la tête de la National City Bank de New York où une bonne part des profits du pétrole étaient déposés. Voilà pourquoi nos marines ont débarqué à Veracruz...

– On a pris pour prétexte un incident sans importance pour y aller...

– Oui, comme toujours. Faut que les braves gens aient l'impression que l'armée américaine intervient au nom de la justice ! Et vu que nos copains détiennent tous les grands journaux, ça passe comme une lettre à la poste. L'amiral Fletcher avait repéré Butler. Il lui proposa « un bon job ». Butler accepta d'agir en espion pour le compte de l'armée américaine. Sous couverture, en tant qu'investisseur, il se familiarisa avec les plans du réseau électrique et d'eau de Veracruz, bien utile pour prendre le contrôle de la ville. Avec l'envoyé du président Wilson au Mexique, un certain John Lind, Butler se dit qu'envahir tout le Mexique était une bonne option pour le futur. D'autant que William Randolph Hearst, le magnat de la presse, immense propriétaire terrien dans le pays, y était très favorable. Peut-être même qu'il en avait eu l'idée avant de convaincre le duo Lind-Butler. Ce dernier marcherait sur Mexico. Et évidemment il commençait à en rêver. Mais Wilson, cette lopette, recula. Reste que la stature de Butler devenait de plus en plus belle...

Robert stoppa Morgan dans son élan. Il se posait la question depuis quelques minutes déjà :

– Mais comment connaissez-vous autant de détails sur l'itinéraire de Butler ? Moi qui croyais être le seul à avoir une vague idée de son talent et de son utilité pour nos plans à venir…

Morgan s'assit et très calmement planta ses yeux dans ceux de son interlocuteur.

– Sachez, Robert, que depuis mon enfance tout mon cerveau est occupé à défendre les intérêts de ma famille, de notre banque. J'ai, dit-on, une mémoire phénoménale. Et Butler, j'en parle depuis des années avec mon père puis avec mes conseillers. Et peut-être que j'ai relu quelques notes que j'aurais demandées à mes assistantes cette nuit…

– Ah, vous aussi ! Vous aussi, vous avez pensé à lui ! J'en étais sûr ! Les grands esprits…

– … se rencontrent. Oui, mon cher Robert. Je pourrais vous parler d'Haïti ou de la République dominicaine pour notre industrie sucrière, du Honduras pour nos amis des bananes et autres fruits exotiques, de la Chine où Butler a protégé les intérêts de la Standard Oil, et ainsi de suite. Mais l'essentiel est dit.

– Oui, je pense que les détails sont désormais inutiles.

J.P. Morgan se releva soudainement, et, le verre tendu comme pour porter un toast, prononça avec solennité ces mots qui allaient conclure la discussion :

– Cet homme est notre homme.

Robert l'imita et répéta, en contrefaisant sa voix :
– Cet homme est notre homme.

Robert Sterling Clark et J.P. Morgan Jr. se fixèrent un nouveau rendez-vous, avec d'autres de leurs amis.

La matinée avait été longue. Dehors, le soleil avait laissé place à de sombres nuages. Au moment où Morgan monta dans sa voiture, de grosses gouttes de pluie s'écrasèrent sur le pare-brise de la Rolls-Royce avec chauffeur qui devait le raccompagner à la banque. « Espérons que cette pluie n'est pas un mauvais présage », songea le financier alors que la voiture s'ébranlait.

Cinquième Avenue, Manhattan, 1er juillet 1933

Rien que la voix de Butler m'impressionne. C'est la première fois que je parle à un général. Même les ordres, mes supérieurs ne me les intimaient pas directement. J'étais trop loin d'eux pour mériter de les entendre. Là, je parle, et il me répond. Lui, je l'ai connu en France pendant la guerre. J'aurais bien raconté ça aux copains. Mais les types qui me surveillent, là, en ce moment même, ont été très clairs : « Gerald, tu ne dois parler à personne de nous, ni de ta mission. Sinon, ça va aller mal pour toi. Sans compter les dollars sur lesquels tu devras t'asseoir. »

Je ne sais toujours pas pourquoi c'est moi qu'ils sont allés chercher. À vrai dire, j'ai l'impression d'avoir gagné à la loterie. Pas les gros nounours qu'on remporte dans les attractions de Coney Island, non, le premier prix, le gros lot, des dollars, beaucoup de dollars. Ma grand-mère disait toujours que j'avais la langue bien pendue. Elle avait raison. Une vraie pipelette. Ça rendait dingues mes maîtresses à l'école. « Gerald, tais-toi », c'est la phrase que j'ai le plus entendue pendant toute mon enfance ! Alors, vous imaginez à quel point il a été difficile pour moi de la fermer. Mais quand celui qui te dit de te taire peut t'envoyer au fond du trou en moins de temps qu'il n'en faut pour le creuser, bizarrement tu la fermes plus vite et plus longtemps que dans la salle de classe de Mlle Ratcalf. Faut croire que la peur et l'argent réalisent des miracles !

– J'aimerais vous rencontrer, mon général.

– C'est toujours un plaisir pour moi de discuter avec des vétérans. Mais c'est à quel sujet ?

– Mon ami et moi…

– Ah, vous n'êtes pas seul ?

– Non, pardonnez-moi, j'aurais dû le préciser d'emblée… Je m'appelle Gerald MacGuire et je fais la route avec mon ami Bill Doyle. Nous sommes tous les deux des dirigeants de l'American Legion, lui dans le Massachusetts, moi dans le Connecticut…

Imperceptiblement, je sens un léger souffle, un silence d'une microseconde, un air glacial. Je ne saurais l'interpréter que plus tard, bien plus tard, trop tard même, mais l'évocation de l'American Legion ne le laisse pas de marbre. Je m'apprête à reprendre, mais le général Butler me coupe :

– Si j'ai bien compris, vous êtes déjà en chemin ?

– Oui, mais un seul mot de votre part et nous faisons demi-tour, bien entendu…

– Vous êtes loin ?

– Nous nous sommes arrêtés à White Plains, dans l'État de New York...

– Je vois. Vous serez là en fin d'après-midi, pour le thé.

– Oh, avec plaisir, merci, mon général, c'est un honneur.

– Hâte de savoir ce qui vous amène. Vous semblez pressés...

– Vous ne pouvez pas imaginer à quel point. À tout à l'heure, mon général,

– Oui, c'est ça, à tout à l'heure.

Il ironise. Mais je ne dois rien laisser paraître, sinon l'enthousiasme à l'idée de rencontrer un haut gradé de l'armée américaine.

Mon cou est trempé. Le mouchoir brodé aux initiales de Robert Sterling Clark l'est tout autant. Je ne vais jamais oser le lui rendre dans cet état. À vrai dire, j'hésite même à me retourner. Ces hommes fortunés seront-ils satisfaits ? Doyle, qui est resté dans le vestibule de la banque, doit se demander ce qu'il se passe. Je sens une main se poser sur mon épaule.

– Eh ben voilà, Jerry, vous avez assuré comme un chef ! Mon chauffeur vous attend un bloc plus loin, à l'angle. Ça ne vous chagrinera pas mais vous comprendrez qu'on ne vous accompagne pas jusqu'à la voiture. Vous ne pouvez pas la rater : c'est la Packard noire qui brille.

– Merci, monsieur Morgan.

– Vous savez ce que vous avez à faire chez le général. Pas de fantaisies. Sinon...

– Oui, notre deal est mort. Doyle et moi, nous avons tout en tête. Pas de fantaisies, comme vous dites, monsieur Morgan.

Je remarque son soulagement. Il doit se dire qu'il ne s'est pas trompé de cheval. Cette pensée me fait sourire. Le cheval, c'est plutôt la passion de Robert Sterling Clark. Tiens, au fait, il n'a pas réclamé son mouchoir. Tant mieux. Quand je siroterai des cocktails en Floride une fois toute cette histoire derrière moi, ça me fera un joli souvenir. Il y aura aussi ce magnifique costume qu'ils ont fait tailler pour moi chez Anderson & Sheppard. Celui de Doyle est pas mal, mais je préfère le mien. La couleur crème me va à ravir. Le noir ferait de moi un croque-mort. Mes nouveaux « amis » me saluent d'un geste de la tête. Je ne vaux pas la peine qu'ils se lèvent ou qu'ils me serrent la main. Je ne suis pas vexé. Nous appartenons à deux mondes si différents. Quoique maintenant nos destins soient liés.

Une blonde assistante me conduit aux ascenseurs. Dans le vestibule, je retrouve Doyle, assis, la tête baissée entre ses jambes écartées. J'ai l'impression de le sortir d'un long sommeil.

– Doyle, en route.

– Butler ?

– Oui, où veux-tu qu'on aille, chez ta sœur ?

Doyle esquisse un sourire narquois.

– J'ai pas de sœur, et si j'en avais une, je la laisserais s'approcher aussi près que tu veux…

– Ah ouais ? T'as pas peur, toi !

– Vu ta dégaine, c'est plutôt toi qui risquerais de passer un mauvais quart d'heure si tu tentais quoi que ce soit avec une Doyle !

– Bah, pourtant ça s'est bien passé avec ta mère…

– Allez, Jerry, arrête de faire le malin. T'as la plus grande bouche que je connaisse. Mais vu ta tête, t'as passé un sale moment là-haut avec les patrons… Tu me raconteras en voiture ?

– Non. On y va.

Je me suis rarement senti aussi puissant. Le costume crème parfaitement taillé ne doit pas y être pour rien. Je taquine Doyle, mais il a de la classe aussi. Le printemps pointe le bout de son nez. J'irais bien faire un tour dans Central Park pour regarder gambader les écureuils. Mais le devoir nous appelle. Waouh ! Le chauffeur nous attend. Gants blancs, manteau noir, chapeau. Il nous ouvre la portière comme si nous étions des huiles. C'est sans doute que nous le sommes. Le voyage devrait durer trois heures. Une de plus ne me dérangerait pas. Le cuir du siège, bien sûr. Et aussi la peur de nous trouver face à face avec un général à qui nous devons faire une proposition qu'il devra accepter. Sans ça, « le deal est mort ». J'entends encore la voix de Grayson Murphy.

52 Broadway, New York, 10 mars 1933

Il y avait quelques semaines de cela, Gerald MacGuire était comme d'habitude entré en sifflotant dans le hall du sublime immeuble de douze étages. Depuis le début de la crise économique, beaucoup de bureaux s'étaient vidés. L'impression de lendemain de fête des premiers jours avait laissé place à une morosité ambiante et tenace. L'investiture de Roosevelt une semaine plus tôt n'avait pas été de nature à rendre le sourire aux courtiers. Mais parce qu'il était de nature joviale et que malgré tout il continuait à travailler, Gerald, donc, sifflotait. En s'installant à son bureau, il remarqua une petite note qui l'invitait à rejoindre en toute urgence son patron, un étage plus haut. Gerald ne prit pas la peine d'enlever son manteau. Il ne sifflotait plus. Le chômage, la grande angoisse des temps, venait sans doute de lui tomber dessus. Il emprunta l'escalier plutôt que l'ascenseur, histoire de rassembler ses pensées. Il rejoindrait l'armée des miséreux. Ses amis de la guerre dont il avait suivi le courageux combat au sein de la

Bonus Army. Contrairement au monde de Wall Street qui était pour quelques minutes encore son quotidien, il n'avait applaudi ni la décision du président Hoover ni la violence du général MacArthur. Il aurait pu être parmi eux. Dans les photographies que les journaux affichaient, il avait même reconnu certains de ses frères d'armes de la Grande Guerre.

La porte de son patron était grande ouverte. Cela n'avait rien d'habituel.

Grayson Mallet-Prevost Murphy semblait accablé par ses pensées, si bien que Gerald dut se racler la gorge pour qu'il sache que son rendez-vous le plus urgent de la journée était arrivé. Le visage du grand financier s'éclaircit, ce qui eut le don de rassurer immédiatement son subordonné. Cet homme n'avait certainement pas l'intention de le licencier sur-le-champ… Les premiers mots de Grayson Murphy finirent de le rassurer.

– Ah ! mon cher MacGuire, c'est toujours un plaisir de vous recevoir dans mon bureau.

– Oh, monsieur Murphy, pour moi il s'agit toujours d'un honneur, et si je peux me permettre, d'un plaisir aussi.

– Bon, trêve de politesses. Asseyez-vous, je dois vous parler d'une affaire de la plus haute importance. Mais que faites-vous ? Non, ne sortez pas votre carnet de comptes, il ne s'agit pas de cela. Et surtout, surtout… écoutez-moi bien, MacGuire. Tout ce que je m'apprête à vous dire doit rester strictement entre vous et moi. D'autres personnes sont au courant, vous le saurez bien assez tôt. Mais rien ne doit sortir de votre bouche. Rien. Vous comprenez, MacGuire, rien.

Bien qu'il ne comprît absolument rien à ce qui se passait, Gerald acquiesça avec la plus grande solennité possible. Le ton avec lequel Murphy l'avait mis en garde lui avait rappelé en un instant que ce dernier était non seulement son patron mais aussi un colonel de l'armée américaine. Murphy se leva. Il était immense. Un colosse. Il entreprit d'arpenter son bureau en long, en large et en travers. Pour un peu, Gerald se serait mis au garde-à-vous. Il était redevenu un simple soldat, prêt à suivre les ordres, qu'ils soient justes ou fous.

– Gerald, je peux vous appeler Gerald ?

– Bien sûr, monsieur.

– Mes amis m'ont chargé d'une mission de la plus haute importance : trouver la personne idéale. Et c'est vous. Bravo, Gerald, vous venez de décrocher le gros lot.

– Moi ?

– Ne faites pas cette tête-là ! Voilà le topo. Au fait, vous connaissez un certain Bill Doyle ?

– Bill Doyle de la compta ?

– Non, lui c'est Mark Doyle. Vous voyez, ils n'ont pas le même prénom. Ils ne sont donc pas la même personne.

Confus, Gerald sentit le rouge monter à ses joues.

– Allez, je vous taquine. Non, Bill Doyle, du Massachusetts !

– Ah oui, bien sûr. L'American Legion. Et je sais tout ce que nous vous devons...

En 1919, Murphy avait fait partie des vingt officiers américains d'élite qui s'étaient réunis à Paris sous la direction des agents de JP Morgan & Co. pour fonder l'American Legion. Murphy avait personnellement financé cette opération à hauteur de cent vingt-cinq mille dollars et avait sollicité des fonds supplémentaires auprès des alliés de Morgan dans le milieu industriel et financier. Murphy ne s'en cachait pas. Il était fier de l'American Legion et l'admiration pour l'Italie fasciste que professaient ses membres ne pouvait que lui plaire : il en était l'artisan. Une photo signée de Mussolini trônait dans son bureau. Le Duce l'avait décoré du grade de commandant de l'ordre de la Couronne d'Italie pour les sommes qu'il avait récoltées en sa faveur auprès de ses amis de Wall Street.

– Vous ferez équipe avec Doyle. Il n'est pas encore au courant, mais il acceptera comme vous. Parce que vous êtes de bons patriotes. Parce que vous aimez le capitalisme. Et parce que vous détestez Roosevelt. Vous détestez Roosevelt, n'est-ce pas, MacGuire ?

– Oui, bien sûr. Il faudrait être fou, ou bête, ou juif, ou nègre, ou socialiste, pour l'aimer.

Murphy partit d'un grand rire qui faillit lui faire perdre l'équilibre.

– On a besoin de gens comme vous pour sauver ce pays. Vous me faites marrer. Le gros lot, Gerald, le gros lot ! Alors, le topo…

Newtown Square, Pennsylvanie, 1er juillet 1933

Ils arrivent. Une Packard noire avec chauffeur vient de s'immobiliser devant la maison. Les deux vétérans en sortent. Ils ont l'allure de banquiers dans leurs costumes visiblement taillés sur mesure. Un beige et un noir. Pourquoi diable ont-ils fait des heures de trajet pour me voir ? Et dans une voiture si coûteuse avec chauffeur ? Tout cela pique ma curiosité. Le type en costume beige me dit quelque chose... J'ai vu tant de soldats dans ma vie que je les confonds un peu, je dois l'avouer. L'autre derrière aussi, remarquez, j'ai l'impression de l'avoir eu sous mes ordres. D'habitude, les hommes qui cherchent à me rencontrer le font pour partager des souvenirs et parfois me demander un coup de main pour leur trouver du boulot. Mon discours aux vétérans de la Bonus Army les a marqués, je crois. J'adore échanger avec eux, ce sont des bons gars, mais la plupart du temps je ne peux rien leur offrir d'autre que quelques souvenirs, un thé et des gâteaux secs. Mais ces deux-là qui s'apprêtent à sonner à ma porte sont différents. J'ai tout de même sorti mes médailles, généralement ils demandent à les voir. Eux, je n'en suis pas si sûr.

Ils en mettent un temps, à traverser l'allée ! Ma femme a préparé de délicieux gâteaux secs, et elle a sorti le service à thé que j'ai rapporté d'une de mes missions en Chine. Miraculeusement, rien n'avait été ni cassé ni même ébréché dans le transport.

Ils sonnent. Et déclinent leur identité. Le beige s'appelle Gerald MacGuire, le noir, William Doyle. Ils me gratifient d'un salut militaire.

– Messieurs, vous n'avez pas traîné ! Vous possédez une voiture de sport ?

– Mon général, c'est un honneur que de vous rencontrer. Des amis nous ont prêté leur belle automobile…

– Avec un chauffeur, si j'ai bien vu. Votre costume beige est superbe, et celui de votre ami le taiseux aussi !

Au moins, ils ne me mentent pas. Le beige me paraît plus à l'aise. Le noir est distant. Ils sont sympathiques. Mais définitivement, ils ne ressemblent pas aux vétérans qui passent me voir. Nous échangeons quelques banalités du genre « ce thé est délicieux », « ces gâteaux secs sont exquis », « vous devez apprécier le calme de cette jolie petite ville après toutes ces années en mission ». Je me méfie. Ces deux types ne sont pas venus jusqu'ici pour m'écouter. Je le sens à leurs sourires polis quand je raconte l'achat des chinoiseries à Shanghai. Ça ne les intéresse pas. Mais qu'est-ce qui les intéresse ? Jouer au jeu du chat et de la souris ne m'amuse qu'un temps. Autant crever l'abcès et éviter de perdre du temps.

– Messieurs, je suppose que vous n'êtes pas venus ici avec une Packard noire conduite par un chauffeur pour prendre le thé. Je ne suis pas la reine d'Angleterre, que je sache.

Pour la première fois, c'est Doyle qui prend la parole :

– Mon général, nous venons au nom de l'American Legion, et avec une demande pleine d'espoir pour l'ensemble de nos adhérents, mais plus largement des soldats de ce pays, dont beaucoup sombrent dans la misère…

– Messieurs, allons dans mon bureau pour poursuivre la discussion. Je prends les biscuits, au cas où.

L'affaire s'annonce plus sérieuse que je ne l'avais envisagée. Dans mon bureau, je suis en position de force. Au mur, mes principales décorations. Quelques bibelots rapportés des différents théâtres d'opérations. Des armes également. L'intérieur on ne peut plus classique d'un général fraîchement retraité. Mes visiteurs s'installent sur deux petites chaises, ils sont plus bas que moi. Leurs regards s'attardent sur les murs.

– Mon général, reprend Doyle, j'ai eu le privilège de servir notre pays pendant la guerre en France. Un éclat d'obus m'a blessé et m'a valu de recevoir le Purple Heart. J'ai toujours cette médaille sur moi. Elle me rappelle les risques et l'honneur de l'engagement…

– Mon général, j'ai quant à moi été comme vous un marine pendant la guerre. Outre l'illustre décoration que je partage avec Doyle, j'en conserve une plaque de métal dans le crâne.

– Tout vous honore, messieurs. Sachez que vous avez tout mon respect. Vous me parliez tout à l'heure dans le salon d'une « demande pleine d'espoir », dites-m'en plus, voulez-vous ?

C'est Gerald MacGuire qui s'apprête à lâcher le morceau. Il s'est avancé sur sa chaise, tandis que William Doyle s'y est enfoncé.

– Mon général, vous n'êtes sans doute pas sans savoir que, dans quelques semaines, se tiendra notre convention annuelle de l'American Legion. Doyle et moi, mais nous ne sommes vraiment pas les seuls à partager ce sentiment, considérons que cette organisation qui nous est très chère ne défend pas efficacement les intérêts des vétérans. La Bonus Army a été l'exemple criant de la faiblesse de l'organisation. La « Famille royale » qui la dirige depuis 1919 doit laisser la main, et nous estimons que…

– Je ne peux qu'être d'accord avec vous. Ils ne pensent qu'à trois choses : l'argent, l'argent et l'argent. Les vétérans ne comptent pas pour eux, sauf lorsqu'il s'agit de payer leur adhésion. Ils ne m'ont du reste jamais invité à la moindre de leurs conventions.

– Eh bien c'est justement l'objet de notre venue, mon général. Doyle et moi sommes les messagers d'un homme que vous connaissez bien, je crois, Louis Johnson, l'un des dirigeants de l'American Legion qui partagent nos idées.

M. Johnson propose de vous inviter à la Convention qui se tiendra cette année à Chicago. Vous y interviendriez en tant qu'invité de marque. Cela se fera contre l'avis de l'Administration Roosevelt...

– Ah bon ? L'Administration Roosevelt ? Que vient-elle faire dans cette histoire ?

Doyle intervient :

– C'est très simple, mon général : Johnson a soumis la liste à Louis Howe, le secrétaire d'État actuel, et apparemment, à la demande du président en personne, votre nom a été barré. Mais nous avons décidé de vous inviter, quoi qu'il en soit !

– Ce que vous me racontez me surprend, mais soit.

Je n'ai aucune envie d'entrer dans les détails avec eux, mais je ne vois vraiment pas ce que le président Roosevelt pourrait avoir à me reprocher. J'ai tout de même fait campagne pour lui ! « Les républicains pour Roosevelt », c'est mon initiative et, sans me vanter, je lui ai apporté quelques voix. Et maintenant il m'empêcherait de me rendre à la Convention de l'American Legion ? Toutes ces années à conduire des hommes et à appliquer les décisions parfois absurdes des politiciens m'ont appris que la rationalité n'est décidément pas de ce monde. Mais franchement, j'ai beau y songer, je ne vois pas. J'étais là, au premier rang, le 3 novembre dernier, quand Roosevelt prononça son si beau discours dans lequel il vantait l'action de Calvin Coolidge, c'était au Metropolitan Opera House.

Ces deux hommes sont-ils venus chez moi pour me fâcher avec le président des États-Unis ?

– Mais dans ces conditions, je ne vois pas comment je pourrais intervenir à Chicago !

– Nous avons réfléchi et nous avons trouvé la solution. Vous ne serez pas invité par Louis Johnson, mais pas un délégué d'Hawaï. Personne ne saura que vous êtes là jusqu'au moment où la foule vous acclamera et réclamera à cor et à cri que vous preniez la parole ! Qu'en dites-vous ?

– J'en dis qu'il n'est pas question que je participe à un événement auquel je ne suis pas officiellement invité. J'ai passé l'âge des manigances. Contrairement à vous, à ce que je vois. Messieurs, je crains de vous avoir fait perdre votre temps. Il est tard, le soleil va bientôt se coucher et je pense que votre chauffeur préférera rouler avant qu'il ne fasse nuit noire.

Je remarque que les visages de MacGuire et de Doyle s'assombrissent. Ont-ils déjà abdiqué ?

– Nous comprenons parfaitement votre point de vue. Nous permettez-vous de revenir vous voir dans quelques semaines ? Non pour vous convaincre, mais peut-être pour évoquer une autre question avec vous…

– Appelez-moi avant.

Les deux hommes se lèvent. Mais avant qu'ils ne passent la porte, il me reste une question à leur poser :

– Que vouliez-vous que je dise à la Convention ? J'ai comme l'impression que vous aviez une idée assez précise en tête… Je me trompe ?

– Non, vous ne vous trompez pas, général Butler. Nous pensons simplement que l'amour que vous portent les vétérans ferait de vous un porte-parole de premier plan pour nos revendications. Nos bonus ne peuvent plus attendre. Beaucoup de nos frères vivent aujourd'hui dans la misère…

– Oui, je ne peux que vous donner raison. J'ai dit ce que j'avais à dire à Washington. Et de toute façon, n'étant pas invité à Chicago… Peut-être que l'Administration Roosevelt a peur de l'effet que pourraient avoir mes mots sur ces hommes…

Je suis de nature curieuse. Un défaut, disait ma mère. N'importe qui aurait chassé ces zigotos d'un coup de pied aux fesses et leur aurait interdit pour toujours de revenir dans les parages. Pas moi. Je me demande ce qu'ils ont derrière la tête. Difficile d'accorder du crédit à leurs propos. La misère des vétérans, eux qui débarquent à bord d'une Packard noire avec chauffeur ? Et puis j'ai la nette impression qu'ils ont essayé de me fâcher avec le président Roosevelt. Pourquoi ? Je n'en sais fichtre rien. Qu'ils reviennent. Comme des poissons à un hameçon. Oui, qu'ils reviennent. Ils n'ont pas touché à leur thé. Étranges, ces deux types.

Club 21, Manhattan, le soir même

Le chauffeur nous a laissés à la banque. Il a refusé de nous ramener chez nous. Une manière de nous rappeler qu'il ne nous appartient pas. Et à qui nous, nous appartenons. Il est très tard, mais ni Doyle ni moi ne sommes attendus. Tiens, c'est peut-être pour ça qu'ils nous ont choisis. Pas de femme, pas d'enfants. Des copines, parfois. Le plus souvent tarifées. Pas d'attaches, aucun risque de se répandre sur l'oreiller. Lui et moi n'en avons qu'un dans nos lits. Si on en avait un deuxième, il serait aussi froid que l'absence.

Un taxi nous a déposés devant le 21, un club où l'alcool coule à flots. Merde à la prohibition. Il paraît que Roosevelt veut y mettre fin. Là, peut-être que j'applaudirais le président. Même si j'avoue que picoler aujourd'hui a un petit goût d'interdit qui ne me déplaît pas.

Le club est plein malgré l'heure avancée. C'est la classe, ici. Que des gens de la haute. On a les moyens, même sans l'argent liquide qu'ils nous ont filé pour nos frais. Bon, on va quand même payer avec les billets de cent dollars qu'on a dans les poches. Faut pas déconner. On le mérite. Enfin… ça, j'en suis pas sûr. Tout le long du retour vers New York, on n'a pas desserré les dents avec Doyle. Remarquez, il a encore piqué du nez. Moi, j'ai gambergé. Le gros lot s'éloigne. Mes rêves de cocktail sur une plage de Floride aussi. C'était stupide, cette histoire de magouille à la Convention. Je l'ai senti quand j'ai lu le document que Murphy m'a mis dans les mains l'autre jour. Mais un ordre est un ordre, alors j'ai pas moufté et j'ai appliqué.

Nous nous posons au bar. Il y a là quelques prostituées. L'une d'entre elles sera certainement à mon goût. Le barman me sert un gin-fizz. Doyle me suit. Je crois que si je ne prenais pas les devants, on n'échangerait pas un mot avant la fin du monde. Moi, j'ai besoin de parler. Entre hommes. Entre complices.

– Tu penses qu'on est cuits ?

– Cuits ?

– Oui, qu'on a échoué, quoi.

– Il est certain qu'on ne revient pas triomphalement à New York. T'as rendez-vous avec Murphy demain matin ?

– Oui, « à la première heure », il a dit. Je vais devoir lui avouer que Butler refuse Chicago.

– C'était la première étape. On ne connaîtra peut-être jamais la deuxième…

– C'est ce qui me dérange le plus, je crois. J'avais envie de savoir ce qu'ils voulaient. T'as pas une idée, toi ?

– Tu crois que j'en sais plus que toi ? Rien du tout ! La première étape sera sans doute la dernière.

– Bon, au moins, on a le droit de le rappeler et de retourner le voir.

– Oui, c'est déjà ça. Tu m'appelles après ton rendez-vous avec Murphy demain matin ? Je vais aller me coucher, je suis épuisé…

– Mais t'as passé ton temps à roupiller dans la voiture, à l'aller comme au retour !

– Bonne nuit, MacGuire. La blonde à dix heures, elle est pour toi.

Doyle se lève, me tape sur l'épaule, comme un camarade.

– J'ai des lacunes en blondes, je vais rattraper mon retard. De toute façon, contrairement à toi, je suis incapable de fermer l'œil.

Domicile de Gerald MacGuire, 2 juillet 1933

Je dois y aller comme on va à l'abattoir. J'ai déçu Murphy, j'en payerai les conséquences. En prenant appui sur mon bras gauche, je sens une matière molle que je n'arrive pas à identifier sur le moment. Une fesse. Celle de la blonde. Quelle plaie, elle a passé la nuit là. Ça a dû me coûter une blinde. *A cost for a blond.* Une blinde pour une blonde. Cette pensée m'arrache un sourire, ce qui n'est pas un mince exploit compte tenu de la migraine qui me tenaille la partie droite du cerveau. Je tapote la fesse. La fille grogne. Ne semble pas avoir envie de bouger de là.

– Allez, faut que tu déguerpisses.

Sans un mot elle se lève, ramasse sa culotte noire et, sans un regard dans ma direction, s'habille, s'attache les cheveux avec une dextérité qui m'impressionne. Avant de sortir de l'appartement, elle daigne enfin me jeter un coup d'œil. Elle me lâche :

– Rappelle-moi quand tu veux, Gerald.

Et elle claque la porte, qui résonne dans la partie droite de mon cerveau.

Un instant plus tard, elle sonne. D'un regard circulaire, je m'assure qu'elle n'a rien oublié. Peut-être veut-elle un baiser ? Ou plus sûrement, peut-être que je lui dois des sous ? Aucun souvenir de la veille... J'ai forcé sur les gin-fizz, mon péché mignon. Je gueule :

– J'arrive, j'arrive.

J'ai juste le temps d'enfiler une robe de chambre, pas celui de nouer fermement la ceinture. À ma grande surprise, la blonde s'est transformée en Murphy qui me regarde avec un grand sourire dans l'encadrure de la porte.

– Je vous réveille, MacGuire ? J'ai croisé une jolie fille dans l'escalier, elle venait de chez vous, je parie.

– Vous avcz dcux fois raison, monsieur Murphy. J'allais m'habiller pour venir vous voir au bureau...

– J'étais trop impatient, j'ai pris les devants. Et je vous ai apporté des gâteaux. Vous avez de quoi me faire un bon café noir ? Faites-vous-en un aussi, j'ai comme l'impression que vous en avez bien besoin !

Je suis dans la cuisine, la cafetière chauffe devant moi. La bonne odeur calme ma migraine. Dans le salon, j'entends mon patron qui ignore tout du fiasco de la veille. J'ai connu des situations plus favorables. Il revient hilare dans la cuisine :

– Dites donc, MacGuire, c'est à vous, ça ?

La blonde a donc oublié ses bas. Comment peut-on ?

– Allez, MacGuire, je vous taquine ! Je ne suis venu que pour une raison : racontez-moi Butler.

– Autant crever l'abcès, monsieur Murphy. Il a refusé.

– Il a… quoi ? Parlez plus fort, je suis un peu sourd. Doux souvenir de la guerre…

Je sens mon front perler d'une sueur glacée. Puis me lance.

– Le général Butler a refusé notre proposition. Il ne viendra pas à la Convention.

– C'est bon, j'ai compris, pas besoin de hurler. Je ne suis pas totalement sourd ! Donc il a refusé… Mais c'est définitif ? Nos amis ne vont pas être ravis…

– Sur le moment, son refus a été très clair. Je l'ai cependant senti un peu surpris et pour tout dire curieux. Si bien qu'il a accepté l'idée de nous revoir, dans quelques semaines…

– Ah, mais c'est excellent cela. Nous aurions été surpris qu'il accepte de venir sans être invité…

– C'est en effet exactement ce qu'il a dit.

– Nous avons planté une petite graine. Vous n'avez pas échoué, MacGuire. C'est même du bon boulot. Bravo à vous, et transmettez à Doyle.

Je n'en reviens pas. Imaginez-moi, la cafetière fumante dans la main, les cheveux en bataille, ma robe de chambre se dénouant toute seule. Et Murphy qui me félicite. La vie est parfois surprenante.

– Gardez votre café. Je file.

Au moment où la porte claque sur les talons de Murphy, ma robe de chambre s'ouvre sur ma nudité. Je suis soulagé. Et pas seulement pour lui avoir évité ce spectacle.

52 Broadway, New York, 2 juillet 1933

Il est rare que J.P. Morgan vienne en personne dans le bureau de Murphy. C'est le signe que les choses sont sérieuses. Il lui répète qu'il est son meilleur client. Murphy sourit parce qu'il l'a entendu des dizaines de fois au moins, et parce qu'il sait que l'autre n'est pas là pour parler affaires. Pas de cette affaire-là, en tout cas.

Morgan n'a pas le temps pour le *small talk*, alors il se lance :

– J'ai reçu votre télégramme. Tout ne se passe pas comme dans un rêve, mais ce n'est pas encore un cauchemar, n'est-ce pas ?

– Oui, c'est le sens de mon message et de la discussion que j'ai eue tôt ce matin avec MacGuire. C'est un bon gars…

– Je le souhaite pour vous. C'était votre idée, ce MacGuire et son copain Doyle. On a mis tous nos œufs dans ce panier…

– Certes. En revanche, la poule, le général Butler, c'est la vôtre, d'idée…

Morgan le coupe sévèrement :

– On ne va pas commencer à faire comme si tout avait capoté et qu'il fallait chercher les responsables. On aura le temps de se déchirer plus tard. Nous sommes pour l'heure dans la même équipe, et personne, je dis bien personne, n'a intérêt à ce qu'on échoue. Comme on dit dans le business, c'est du *win-win*, cette histoire.

– Absolument d'accord avec vous. Et si vous voulez mon avis, la rencontre avec Butler s'est très bien passée.

– Ça saute pas aux yeux. Si vous voulez mon avis.

– Le contact est établi. Il accepte de les revoir. On va y retourner bientôt et flatter le général. Les haut gradés adorent ça.

– Je vous laisse à la manœuvre. Ne me décevez pas. Vous êtes mon meilleur client.

– Je sais.

Resté seul, Murphy s'allume un cigare. Puis l'éteint immédiatement. Il sort du tiroir de son bureau un vieux carnet dont il tourne les pages. Il le referme, en prend un autre. C'est celui-là qu'il cherche. Un journal intime. Des notes prises au gré de ses missions à l'étranger. Rien de bien littéraire. Plutôt de quoi utiliser plus tard à bon escient ses réseaux politiques et militaires. On n'est jamais assez prévoyant. Oui, prudent. C'est un cahier alphabétique. « Butler » a les honneurs d'une pleine page.

Général Butler

Bon mec. Fiable. Charismatique avec ses troupes. Populaire. Très loyal envers l'autorité politique. Pas de vices cachés (à ce que je sache). Un faible peut-être pour les femmes. Quelques nuits passées avec des prostituées au Panama et en Asie. Je ne lui dois rien. Me doit d'avoir organisé avec la Croix-Rouge son arrivée en France pendant la guerre.

Sans le savoir (????), Butler a œuvré en tant que haut gradé pour nos intérêts. Les républiques bananières, le sucre, le pétrole. Les Caraïbes, l'Amérique centrale.

Au cas où : très populaire chez les vétérans. Presque un culte.

(Nous sommes en 1928, il n'est plus sur le terrain, note définitive.)

Plié et collé en bas de la page, un article relatant l'intervention de Butler devant la Bonus Army à Washington en 1932.

Murphy referme son vieux cahier et le range soigneusement dans le tiroir de son bureau. Il décroche son téléphone.

– MacGuire ?

– Lui-même. C'est vous, boss ?

– Oui. M. Morgan est sur la même longueur d'onde. Pour l'instant, tout va bien. Vous pouvez encore gagner le gros lot.

– Vous aussi !

– Ah, pour sûr ! Dans un mois jour pour jour, vous retournez avec Doyle voir ce bon vieux Butler. Plus tôt, ça serait louche. Plus tard, il vous aurait oubliés. Juste avant, vous recevrez un télégramme avec les indications. Ou alors je passerai vous voir, j'adore votre robe de chambre, MacGuire.

– Prévenez un peu avant la prochaine fois !

– Jamais de la vie. Bonne journée, MacGuire.

– Bonne journée, monsieur Murphy.

23 Wall Street, New York, 2 juillet 1933

Morgan hurle et tape son bureau avec sa canne. Robert Sterling Clark n'ose pas esquisser le moindre geste. La décision de revenir sur le Gold Standard est une catastrophe. Non seulement Rosenfeld a été élu mais en plus il tient ses promesses. C'est nouveau, ça, un politicard qui tient toutes ses promesses. Leurs amis au sein de l'Administration n'ont pas réussi à lui faire entendre raison. Il est buté, le handicapé. Baruch, ce youpin, aura bientôt ce qu'il mérite, une balle entre les deux yeux. Morgan connaît des Irlandais qui n'hésiteront pas une seconde en échange d'un billet de cent dollars. Au pire, des Italiens s'en occuperont. Et pour encore moins d'argent. Et au pire du pire, il le fera lui-même.

– Je connais assez de flics et de juges pour ne pas être inquiété.

C'est Baruch son âme damnée.

– Je ne sais pas comment il a réussi à entrer dans la tête et le cœur de Rosenfeld. C'est un truc de youpin, ça. Freud, un Juif…

Il ne s'arrête pas. Un tambour. Dix minutes qu'il crie et qu'il fait les cent pas dans son bureau. L'abandon du Gold Standard ne passe pas. La colère ne passe pas. Elle ne passera jamais.

– Jamais, vous m'entendez, Robert, JA-MAIS !

– Il faudrait être sourd, J.P...

– Tous nos amis m'appellent, me font parvenir des messages. Ils ne comprennent pas comment j'ai pu laisser faire ça. Ils s'étonnent. Et je les connais comme si je les avais faits, d'ailleurs j'en ai fait pas mal d'entre eux... On a prêté à tout le monde des bons vieux dollars qui valaient de l'or, et voilà que maintenant, M. le président peut faire tourner la machine à billets d'un claquement de doigts ! Et on va nous rembourser avec ces bouts de papier alors qu'on a prêté de l'or ! Et les prix vont s'envoler, et la valeur de la monnaie va s'effondrer. Ce salaud est en train de transformer de l'or en papier. C'est un magicien de malheur ! Les autres banquiers de Wall Street vont commencer à douter de moi, de mon pouvoir, de ma puissance. Et une fois que le ver est dans le fruit, le fruit pourrit vite. Très vite. Une balle entre les deux yeux, voilà ce qu'il mérite, Rosenfeld. Votre Butler n'a pas intérêt à nous décevoir !

À ces mots, Robert lève un sourcil :

– Pardon, J.P., avez-vous bien dit « votre » Butler ?

– J'ai dit ce que j'ai dit.

Robert Sterling Clark sait alors que si les choses tournaient mal, c'est lui qui serait tenu pour responsable. La victoire a cent pères, mais la défaite est orpheline. Et j'ai une bonne tête d'orphelin, se dit Robert, soudainement plongé dans ses pensées. Les hurlements de J.P. Morgan ne parviennent plus jusqu'à son cortex auditif. Il le voit bien s'agiter, articuler, les veines de son cou se tendre, mais aucun son ne sort de sa bouche. Il a entendu l'essentiel. Butler est désormais son idée. Très bien, j'en prends acte, se dit-il. Je sais maintenant à quoi m'attendre en cas d'échec. C'est moi qu'ils cloueront au pilori. Au pire, je retournerai à Paris avec Francine. Tous nos amis artistes n'ont pas été fauchés par la guerre.

– Robert ? Robert ? Vous ne dites rien ?

– Ah, mais bien sûr, J.P., je suis absolument d'accord avec vous ! Absolument…

– J'espère bien. Je vais devoir vous laisser, j'ai un déjeuner d'affaires. Même si cette histoire de Gold Standard me coupe l'appétit depuis des jours et des jours. Mais là, j'ai faim !

Robert sort, sonné. Contrairement à J.P. Morgan, lui n'a vraiment plus envie d'avaler quoi que ce soit. La couleuvre l'a calé.

Domicile de Gerald MacGuire, un mois plus tard

J'ai dormi comme un bébé cette nuit : je me suis réveillé toutes les deux heures. Le froid empêche de dormir, dit-on. La peur aussi, je peux vous le dire. Quant à la présence de Doyle dans le salon, faut avouer qu'elle empêche de fermer l'œil. Ses ronflements. Lui, il n'a pas l'air perturbé. Jamais vu un mec aussi distant de ce qu'il fait. Il aurait dû rester dans l'armée. Le genre de soldat qui obéit parce que c'est ainsi. Moi, je me suis toujours posé des tas de questions. La pire : pourquoi y a-t-il quelque chose plutôt que rien ? Vous comprenez que je ne suis pas du genre à dormir du sommeil du juste. Le seul truc qui m'aide, c'est une ou plusieurs rasades d'alcool fort, ou de l'activité physique avec une *girlfriend*. Là oui, je m'endors. Ou plus précisément je m'enfonce, je m'évanouis. Et avec un peu de bol, d'une traite, sans rêves, sans rien. Comme la mort, je suppose. Attendez, c'est pas que je crois pas en Dieu, mais je m'interroge. Vous voyez, que des questions, que des questions. Et pour ainsi dire, pas vraiment de réponses. Doyle, j'aimerais bien être ce genre de type. Ça doit aider de ne pas avoir de trucs qui se baladent sans cesse dans le cerveau. Je dois le réveiller. C'est le grand jour. Je sais déjà qu'il ne râlera pas quand je lui tapoterai l'épaule. Il va juste s'étirer, marmonner « bonjour », aller dans la salle de bains, se raser, s'habiller.

Ça ne manque pas.

– Bonjour.

– Doyle, on traîne pas…

– Yep. Je me fais une beauté et on file. Mais t'es déjà habillé, toi ? Tu t'es levé à l'aube ou quoi ?

– Ça doit être ça, oui.

Il sifflote sous la douche. Bon, il va bientôt sortir ? C'est pas lui qui paye l'eau chaude. Je fais les cent pas dans l'entrée de mon appartement. Pour tuer le temps, je relis le télégramme que nos amis nous ont fait parvenir hier soir. Des encouragements essentiellement. J'ai le sentiment que le destin de certains des hommes les plus puissants de notre pays dépend de deux pauvres types qui se préparent dans un petit appartement de Manhattan. Ça n'a rien de rassurant. Ni pour eux. Ni pour l'Amérique. Ni, surtout, pour les deux types en question. Nos patrons ne sont pas du genre à perdre. Avec eux, c'est « face, je gagne et pile, tu perds ». Ils ont lâché quelques centaines de dollars pour nos frais, comme ils disent. Mais ça, c'était hier soir. On s'est déjà allégés avec Doyle, pour passer le temps, et moi pour dormir. J'allais pas ramener de fille à la maison, avec le ronfleur dans le salon. Et l'alcool n'a cette fois pas suffi à m'endormir, juste à me flanquer une migraine de compétition. J'ai même pas de cachet et inutile d'en demander un à Doyle. C'est le genre de mec qui n'a jamais la migraine. Pourtant, il a picolé hier soir, je peux vous le dire. J'ai même dû lui balancer un grand coup de pied dans le tibia quand il s'est mis à raconter à n'importe qui qu'on allait demain, donc aujourd'hui, rendre visite à un général de l'armée américaine. Il va tout faire foirer, ce débile. Je devrais en parler à Murphy. Mais il va croire que c'est parce que je ne veux pas partager le pactole, alors que je suis persuadé que c'est le seul moyen qu'il y en ait un, de pactole. Non, c'est décidé, au retour de Pennsylvanie, je mets les pieds dans le plat avec Murphy. Pas envie de finir pauvre ou avec une balle entre les deux yeux pour les conneries de Doyle. Pas question. D'autant que je n'ai toujours pas compris pourquoi on a besoin d'être deux pour cette mission. Sûrement un moyen que l'un surveille l'autre, ou une connerie dans le genre qu'ils auraient trouvée dans le parfait manuel du complot.

– Doyle !

– Ça va, ça va… Je me fais beau pour le général…

– Fais-toi surtout à l'heure. Le chauffeur nous attend depuis des plombes. Ça fait mauvais genre, je te jure.

– Ça va, ça va, on le paye…

– Ouais ben ce qui me fait peur, c'est justement le « on ». Ils n'aimeraient pas savoir que tu te prélasses dans la salle de bains plutôt que de filer revoir le général…

Nous descendons quatre à quatre l'escalier extérieur. Je me demande à quoi on ressemble depuis la rue. Moi dévalant les marches, mon attaché-case sous le bras, et derrière, en train d'avaler un toast, Doyle qui manque de trébucher dès qu'il le porte à sa bouche. Tu parles de héros de l'Amérique. Des clowns. Si Doyle avait quelques kilos de plus, nous serions : « Laurel et Hardy sont en mission secrète… tellement secrète qu'ils ne savent pas ce qu'ils doivent faire ! », bientôt sur vos écrans, mesdames et messieurs ! Ne ratez pas ce film, hilarant, grotesque, mais palpitant !

Comme à son habitude, Doyle s'enfonce dans le sommeil une fois installé à l'arrière de la Packard noire. Il n'a même pas eu le temps de remarquer que le chauffeur a changé. Une langue bien pendue, ce petit nouveau. Je suis surpris. Non seulement il en sait beaucoup de notre aventure, mais en plus il ne s'en cache pas. Son fort accent irlandais trahit une émigration récente.

– Dites donc, il est fatigué votre copain !

Je lève un sourcil et réponds avec le genre de ton qui clôt la conversation :

– Faut croire.

Mais le chauffeur n'a manifestement pas compris. Il relance :

– Remarquez, il aura des forces pour la rencontre avec le général…

– Je ne crois pas que ça soit une bonne idée d'en parler ensemble.

– Vous pensez qu'il va mordre à l'hameçon, Butler ?

– Je ne pense pas que ça vous concerne...

Rien ne semble freiner l'aplomb du chauffeur.

– M. Morgan est inquiet. J'ai récupéré le poste de mon frère qui vient d'avoir une appendicectomie. Vous savez ce que c'est ? Ben mon frangin, il sait ce que c'est et il sait que ça s'est pas bien passé. Il est resté pas mal de temps à l'hosto. Maintenant, il est rentré à la maison, mais pas question de reprendre la voiture. Alors il a parlé de moi à M. Morgan, et voilà Jimmy au volant. Ça tombe bien parce que j'adore ça, conduire. À Kilkenny, je faisais même des courses. M. Morgan, je l'aime bien. Et j'ai comme l'impression qu'il me préfère à mon grand frère qui est du genre taiseux. Moi, je suis du genre moulin à paroles. Et dingue, M. Morgan il aime ça. Et vous, je vous dérange pas trop de parler ?

Par lassitude, ou par changement de stratégie – je ne le sais pas moi-même –, voilà que je me laisse aller à lui répondre :

– Non, mais je vais essayer de faire un somme, j'ai pas fermé l'œil de la nuit.

– Ah, le stress, c'est ça ? Mon frère, ça lui arrive souvent. Il a des soucis...

– Oui, je ne conduis pas, mais j'imagine que c'est difficile comme métier...

– Ah, ça non ! Non, c'est plutôt l'organisation. Les chemises kaki. Ça, c'est du stress.

– Les quoi ?

Quelque chose dans mon cœur se fige, et je sens un goût amer dans la gorge.

– Les chemises kaki. Me dites pas que ça vous dit rien !

– Ça ne me dit rien.

– Mouais, vous voulez surtout me faire balancer des choses. On est dans le même bateau, vous savez. Enfin, dans la même voiture. Ha ha ha ! Bref. Les chemises kaki de M. Waters. Vous, c'est l'American Legion. C'est plus prestigieux, mais les chemises kaki ont un bel avenir, si vous voulez mon avis. Et ils adorent votre général, eux aussi. Mon frère est un sacré militant. C'est comme ça que M. Morgan l'a recruté. Plus que pour ses qualités de chauffeur, parce que si vous voulez mon avis, il conduit comme une patate, mon grand frère...

– M. Morgan connaît les chemises kaki ?

– Et comment, qu'il les connaît ! Il leur file même pas mal de fric, via mon frère. D'où son stress, à mon frère. C'est pas évident de jouer les intermédiaires. Vous savez de quoi je parle...

Je n'apprends rien. Je m'étonne qu'un chauffeur en sache si long sur les amitiés fascistes de M. Morgan. Elles doivent demeurer secrètes ou, pour le moins, discrètes. Je me demande ce qu'il a pu raconter de notre mission, à Doyle et à moi. Nous, nous n'avons pas le droit d'en dire un mot. Cela ne vaut manifestement pas pour tout le monde. Je n'aime pas ça. Étrangement, ces pensées qui habituellement me privent du sommeil m'y entraînent avec délicatesse. L'accent irlandais s'éloigne doucement… Laurel et Hardy ronflent de concert.

– Messieurs, nous sommes arrivés !

Newtown Square, Pennsylvanie

Doyle et moi sortons cotonneux d'un long sommeil. Le retour au réel est immédiat quand j'aperçois la silhouette du général Butler en train de tondre la pelouse devant sa maison. En raison du bruit de sa machine, il n'a pas entendu notre voiture approcher, si bien que je peux le regarder sans qu'il devine encore notre présence. Si j'ignorais son pedigree, je ne verrais qu'un presque vieillard. En faisant demi-tour, il croise mon regard. Soudain, il se redresse. La stature du général pointe à nouveau. Est-ce un sourire ? Je préfère y croire. D'un geste rapide de l'avant-bras, il nous invite à le rejoindre.

– Messieurs, vu l'heure, une bonne citronnade vous attend à l'intérieur de la maison !

– Mon général, ce n'est pas de refus !

Ce n'est que la deuxième fois que nous le rencontrons, mais la glace est désormais rompue. Butler me paraît plus détendu, moins méfiant. Doyle me lance un clin d'œil. Je m'assure que le général ne l'a pas remarqué. Cet abruti de Doyle pourrait tout faire foirer. Je préfère quand il dort ou même quand il traîne dans ma salle de bains. Sa femme est chez sa sœur, nous confie Butler en pénétrant dans la maison. Il paraît ravi de notre présence. Peut-être a-t-il changé d'avis ou peut-être s'est-il renseigné sur la réalité de notre engagement au sein de l'American Legion ? Il nous apporte deux orangeades avec un large sourire, désolé de nous avoir promis des citronnades. Pour nous, c'est du pareil au même. Nous aurions préféré un whisky. Évidemment, nous le remercions, c'est parfait, merci, mon général. Murphy a été clair : « Si Butler vous semble mieux disposé, proposez-lui à nouveau la Convention selon les termes évoqués avec nos amis ; s'il ne l'est pas, parlez d'argent pour le tester. » L'argent sera pour une autre fois. Nous échangeons quelques banalités sur le printemps et l'herbe qu'il faut bien tondre de temps en temps.

– Messieurs MacGuire et Doyle, que me vaut votre nouvelle visite ? Ne vous méprenez surtout pas, j'en suis ravi, mais un peu surpris, je vous l'avoue, compte tenu de mon refus d'être le passager clandestin de votre Convention…

Je prends la parole, tandis que Doyle sirote son orangeade.

– Nous avons parfaitement compris votre position, et nos amis de l'American Legion aussi. C'était idiot et si loin des honneurs que vous méritez. À dire vrai, rétrospectivement, nous avons même un peu honte de vous avoir fait cette offre.

– Je suis absolument ravi de ces mots, MacGuire. Je vous avoue avoir été un peu vexé. Dans ma vie, j'ai dû en accepter de plus humiliantes, mais vous savez, à mon âge et dans la position qui est aujourd'hui la mienne, je peux désormais refuser, et c'est un plaisir dont je ne me prive pas… À moins que vous ne soyez venus uniquement pour vous excuser ?

– Nous excuser bien sûr, et vous proposer autre chose, ce qui, d'une certaine manière, constitue aussi un prolongement de nos excuses.

– Ce n'est pas très clair pour l'instant, tout ça. Et vous, monsieur Doyle, vous ne dites rien ?

Doyle lève un œil, étonné d'être pris à partie dans une conversation qu'il n'écoute que distraitement, bien plus intéressé par les décorations du général qu'il inspecte, admiratif, sur les murs.

– Je vous écoute, mon général. Et MacGuire vous explique tout avec tant de clarté que je suis comme au spectacle !

– Ah, vous le trouvez clair ? MacGuire, votre ami et moi-même avons de fortes attentes…

Les choses se passent très bien. Le général me taquine. La présence de Doyle n'est peut-être pas si inutile que je le pensais. Je n'ai pas d'autre choix que de révéler mon jeu. Butler tend sa main ouverte dans ma direction pour m'inviter à parler. Je m'éclaircis la gorge et me lance comme on se jette du haut d'un plongeoir de dix mètres :

– Comme je le disais, mon général, faire de vous un passager clandestin de la Convention était indélicat, et même, j'ose le dire, honteux. Nous demeurons cependant très attachés à l'idée que vous interveniez à l'occasion de la Quinzième Convention de l'American Legion. Vous devez savoir que ce sera un événement extraordinaire. Des centaines de milliers de vétérans seront là, des hommes qui vous admirent pour l'immense majorité d'entre eux, et la mairie vient de donner son accord à une grande parade dans la ville. Une parade festive, rien de militaire, évidemment…

– Festive… et politique ?

Butler a perdu son sourire. Le masque du sympathique retraité qui tond sa pelouse se craquelle. C'est bien le général qui se tient désormais devant moi. Son ton est devenu à nouveau suspicieux. Et je sens mon souffle s'accélérer. Je dois recouvrer mon calme et mes esprits.

– Oui, mon général, politique. Nous voulons faire de cette Convention et de cette parade en ville un grand moment d'unité nationale. Contrairement à ce que certains anarchistes ou communistes laissent entendre, notre organisation est parfaitement loyaliste et attachée à la démocratie. Dans ces temps troublés comme rarement dans notre histoire, où la misère s'empare de nos fiers travailleurs privés d'emploi, où le suicide est parfois l'unique perspective d'une vie perdue, tous nos espoirs résident dans la réussite du nouveau président Roosevelt…

– Ah ! Je dois vous avouer ma surprise. Ma bonne surprise, devrais-je préciser. Non que je vous pense séditieux, mais de là à soutenir Roosevelt comme je l'ai fait pendant la campagne…

Tiens, ça, je l'ignorais. Mais c'est plutôt une bonne chose, non ? Enfin, à condition qu'il… Bref. Je dévoile mon jeu :

– Oui, absolument ! C'est cela qui compte. Le 3 octobre, nous défilerons dans la ville pour appuyer son projet d'unité et de reconstruction de la nation ! Vous avez raison, beaucoup de nos vétérans sont des républicains, mais par-dessus tout, ils aiment leur pays.

– Et la pilule de la Bonus Army chassée manu militari par Hoover et ses hommes n'est pas passée, à ce que me disent mes amis.

– Oh que vous avez raison ! Donnons sa chance à Roosevelt, donnons-lui la force de réussir, c'est ce qui nous conduira à Chicago !

– D'accord. Et qu'attendez-vous de moi ? À moins que les choses n'aient changé, et à vous croire, l'Administration Roosevelt ne veut pas de moi à la Convention.

– Nous avons eu une meilleure idée. À la hauteur de votre prestige…

– La flatterie n'a jamais eu tellement de prise sur moi, mais allez-y, je vous écoute.

J'hésite. Je comprends enfin l'expression « marcher sur des œufs ». Mais la scène m'apparaît nettement, et, allez, je me lance, je décris ce qui n'est peut-être pas qu'une vue de l'esprit.

– Un train spécial affrété rien que pour vous, avec, je ne sais pas, deux ou trois cents légionnaires. Ils s'installent dans les tribunes. Et quand vous faites votre entrée parmi eux, ils vous acclament. Le stade de Chicago se tourne vers vous, oui, c'est bien le général Butler qui vient de faire son entrée ! Les hommes se lèvent, de tribune en tribune, les applaudissements s'envolent, les cris ne s'arrêteront pas tant qu'on ne vous aura pas accompagné sur scène pour prononcer un beau et grand discours !

Du coin de l'œil, je tente de mesurer l'effet de mes mots enflammés sur Butler. Ma parole, il est emballé ! Je ne connais personne qui résiste à la flatterie, quoi qu'il en dise. Les femmes, ça se discute… Il s'est redressé, et je lis dans son regard qu'il est en imagination dans ce stade, ému, les vétérans tournés dans sa direction. En une fraction de seconde, il revient à moi.

– Cette idée n'est pas pour me déplaire, MacGuire. J'ai, somme toute, deux questions à vous poser avant, éventuellement, d'accepter.

– Nous y répondrons avec plaisir…

– Bien. Premièrement : quel genre de discours aimeriez-vous que je prononce ?

– Nous nous attendions à cette question. J'ai là, dans la poche intérieure de ma veste, une trame qui n'a d'autre objectif que de vous inspirer. Évidemment, les mots seront les vôtres…

– Mais pas les idées, c'est ça ?

– Mon général, ce ne sont que des idées larges. Et comme nous vous le disions dès notre première rencontre, l'essentiel est de faire plier l'Administration Roosevelt sur le bonus pour les vétérans. C'est d'ailleurs certainement pour cela qu'ils ne vous souhaitent pas à Chicago.

J'entrouvre ma veste et en sors le précieux papier que je tends à Butler, comme un talisman.

– Merci, je lirai au calme après votre départ.

– Il y avait une deuxième question, n'est-ce pas ?

– Oui : qui va payer ? Pour mon voyage, mon logement et celui des centaines de vétérans qui m'accompagneraient dans un train spécial ? Cela représente une fortune. Et j'imagine que ce n'est pas à moi de mettre la main à la poche…

– Là encore, tout est prévu. Et n'oubliez pas tous vos frais sur place. Et, bien sûr, votre charmante épouse peut venir avec vous si vous le désirez. J'ai dans l'autre poche de ma veste un document bancaire.

Mes poches sont pleines de ressources. Ayant un peu l'impression d'être un illusionniste, j'extirpe lentement le document. Le nom de la banque a été noirci. Inutile de laisser quelques indices sur le chemin, m'a dit Murphy en me confiant le récépissé.

– Voyez. Ici, deux dépôts, pour cela : quarante-deux mille dollars et soixante-quatre mille dollars. Donc, au total, cent six mille dollars, ce qui devrait largement suffire.

– C'est une somme considérable.

Butler est embarqué. Satisfait, je dirai ce soir ou demain matin à Murphy que les choses se sont déroulées admirablement. Selon nous – car Doyle est d'accord avec moi, j'en suis sûr –, Butler acceptera de se rendre à Chicago. Le discours que nous lui avons laissé ne devrait pas entraver son désir d'être acclamé par ses hommes. Nous l'amenons doucement à nous. Je ne sais moi-même pas où nous devons arriver. Les boss me dévoilent les plans étape après étape. J'ai le sentiment que le bonus n'est pas l'aboutissement du projet. Doyle n'en sait rien et explique qu'il s'en moque. Que moins on en sait, mieux c'est. Je crois qu'il a raison. Peut-être qu'à un moment, ils n'auront plus besoin de nous. Et nous découvrirons dans la presse avoir été un simple maillon d'une vaste conspiration. Tant que je touche mon fric, ça me va. Je dis cela sans y croire. Je vous l'ai déjà dit, je suis du genre à me poser des tas de questions.

Même lieu, quelques minutes plus tard

MacGuire et Doyle sont partis. Curieux personnage, ce Doyle. Ne dit pas un mot. Et si c'était lui qui tirait les ficelles ? Dans l'ombre, le grand ordonnateur laisse à son acolyte le soin de ferrer la cible. J'adore les romans policiers de Dashiell Hammett. Vous les avez lus ? Doyle me paraît tout de même sacrément éteint. Si c'est lui le boss, il faut qu'en parallèle il entame une carrière à Broadway. Ils m'amusent énormément. Les romans de Hammett et les deux types qui me tournent autour. Jamais vu un vétéran blessé de la Grande Guerre avec cent mille dollars sur son compte en banque. Qui plus est, j'ai bien remarqué qu'il a soigneusement masqué avec son gros pouce le nom de celui qui lui a viré cette somme en deux fois. Le commanditaire se cache peut-être sous ce doigt ? Mais quel est le crime ? Quel est le mobile ? Si j'avais le talent de Hammett, je me mettrais à l'écriture, *ipso facto*.

Mon discours tient sur deux pages, tapé à la machine à écrire. Qu'ont-ils prévu pour moi ? Je parcours rapidement le texte. Ce n'est pas un discours mais plutôt un raisonnement qu'ils aimeraient me voir incarner. « Le bonus doit être payé aux vétérans. C'est le prix de notre reconnaissance envers ces hommes qui ont tant fait pour notre liberté… » Je connais ça par cœur. Certains de ces mots, ce sont les miens, prononcés à Washington, en juillet de l'an dernier. Ils ne se sont pas trop fatigués, on dirait. « C'est pour eux qu'il faut s'opposer à l'abolition du Gold Standard. » « Parce qu'une fois abandonnés, nos vétérans ne recevront en réalité que du papier, et du papier qui vaudra de moins en moins. » Voilà donc l'objet de tout ce cirque ? Je ne lis jamais les pages éco des journaux, mais, comme dans un rêve, me reviennent des propos haineux des banquiers de Wall Street contre cette décision de Roosevelt. Ils ont fait de moi leur bras armé contre le président. Malins, ils savent qu'il prendra la parole à Chicago et qu'il ne peut gouverner contre des millions de vétérans. Ils savent aussi que depuis des décennies, je suis leur homme de main, à travers des opérations militaires qui ont avant tout servi leurs intérêts. Je suis la cible idéale, la courroie de transmission de leur combat politique contre l'Administration.

Qu'ai-je à y gagner ? Quelques milliers de dollars ? Si l'appât du gain m'avait un jour guidé, je vivrais dans un château et pas dans cette petite maison d'une banlieue résidentielle de Pennsylvanie. Je n'ai que peu de besoins. Peu d'envies. Et pas de passion coûteuse. Pas de jeune maîtresse à entretenir. Ni de voiture de luxe. Et Dieu sait que l'argent a souvent coulé à flots à quelques centimètres de mes doigts. Il n'aurait fallu qu'un petit geste pour l'attraper. J'ai beaucoup de défauts, mais certainement pas celui-ci.

En revanche, la curiosité est l'un de mes défauts. Je veux savoir qui est derrière tout ça. Leur dessein, je l'ai déjà, je crois, deviné. J'ai un coup d'avance. Mon Dieu, que cela est excitant et réjouissant. Ah ! si j'avais la plume de Dashiell Hammett… Il y aurait du mystère et un peu d'humour. Parce qu'il faut reconnaître que le duo est plutôt comique. Un petit côté Laurel et Hardy. Doyle m'amuse beaucoup. Il donne toujours l'impression qu'il vient de se réveiller. Mais au risque de me répéter, attention à lui. L'eau qui dort… Tout cela est follement distrayant. La guerre ne me manque que pour la vitalité extrême des hommes. J'espère la retrouver ici. Mais l'argument n'est pas si faible. Comment aider les vétérans avec de la monnaie de singe ? Ils reviendront bientôt, j'en suis certain !

Robert Treat Hotel, Newark, New Jersey,
1er septembre 1933

Je viens d'entrer dans ma chambre d'hôtel quand le téléphone sonne. Le *room service*, je suppose. Je n'ai ni faim ni soif. La seule chose dont j'aie envie, c'est de prendre une bonne douche avant de me rendre à la Convention de la 29e Division de l'American Legion. Ce sont des amis, même si je ne partage pas toutes leurs idées. Eux n'ont pas eu besoin de venir chez moi pour me convaincre d'y prendre la parole. J'y suis invité en bonne et due forme et le discours que je vais prononcer n'a été écrit par personne d'autre que moi. La grande Convention de Chicago a lieu dans un mois et MacGuire n'a pas redonné signe de vie. Évidemment, je n'ai pas l'intention de m'y rendre. Peut-être ont-ils abandonné l'idée ?

Je décroche. Quand on parle du loup : c'est MacGuire au bout du fil. Je ne suis pas si surpris que cela. Il est en bas, dans le lobby. Ma douche attendra. Je l'invite à monter.

– Bonjour, MacGuire, vous êtes seul ? Où est votre acolyte ?

– Bonjour, mon général. C'est toujours un honneur de vous revoir. Doyle ? Peu importe. Vous ne le verrez plus…

J'insiste :

– Est-il souffrant ?

– Non, il était occupé. Des problèmes familiaux. Rien de grave. Bref… Mon général, je ne veux surtout pas vous brusquer, mais avez-vous pris votre décision pour la Convention de Chicago ? Nos amis s'impatientent… Le train spécial n'attend que vous.

Le moment est venu de le pousser à dévoiler son jeu. Étrange décor que cette chambre d'hôtel défraîchie où deux hommes jouent au chat et à la souris. MacGuire me paraît plus nerveux que chez moi. Ses « amis » doivent lui mettre une très forte pression. Et ils doivent être sacrément puissants.

– MacGuire, j'ai l'impression que vous bluffez. Que cet argent n'existe pas. Je n'ai pas une grande confiance en vous, pardonnez ma sincérité, mais autant jouer franc jeu, nous ne sommes pas des enfants…

D'un mouvement rapide, sans un mot, MacGuire ouvre sa mallette, et jette sur le lit une liasse de billets de cent dollars.

– Pour vos dépenses personnelles. Le reste, nous vous le transférerons sur votre compte en banque le moment venu.

J'ai l'impression d'être l'homme de main d'une bien curieuse et illégale affaire. Je résiste au désir de le chasser manu militari de ma chambre. Lui et son argent sûrement sale.

– Il y a combien là-dedans ?

– Dix-huit mille dollars.

– Vous êtes fou, MacGuire ? Ramassez tout ce fric. Imaginez si quelqu'un entrait dans la chambre ? Je devrais vous foutre dehors avec un bon gros coup de pied au derrière. Sans compter que si j'avais l'esprit mal tourné, j'y verrais un piège. Vous l'ignorez peut-être, mais j'ai été flic, aussi. Chacun de ces billets comporte un numéro. Si j'en encaisse ne serait-ce qu'un seul, vous me tenez…

– Voyons, général Butler ! Votre imagination est sans borne. La mienne a ses limites. Je n'ai jamais été flic et jamais je n'aurais pensé à un truc pareil. C'est délirant…

– Vous peut-être, MacGuire, mais vos amis ? Ceux qui vous envoient et j'imagine vous payent ? Ceux qui ont tellement envie que je parle du Gold Standard à la Convention de Chicago ? Je ne sais qu'une chose, mais c'est une certitude. Quelqu'un vous manipule. Vous avez été blessé au combat, vous avez une plaque dans la tête. Vous êtes utilisé… et je veux connaître les gars qui se servent de vous. Je ne vais plus vous parler. Je ne dis pas que je refuse d'aller à Chicago et que je crache sur un bon paquet de dollars qui aiderait un retraité comme moi à agrémenter son quotidien. Mais MacGuire, désolé, vous n'êtes qu'un agent. Je veux parler avec ceux qui vous emploient. Eux, et eux seuls.

– Je vous comprends, et ça tombe bien, l'un d'entre eux est disposé à vous rencontrer.

– Ah ? Et qui donc ? Puis-je avoir son nom ? Ou bien va-t-il à son tour surgir dans ma chambre d'hôtel ?

– Il vous rencontrera à votre convenance. Il s'appelle Robert Sterling Clark.

Ces gens-là ne doutent de rien. Et pas de moi. MacGuire me balance un nom en toute confiance. Mais quelle image désastreuse ont-ils de moi ! De l'armée américaine.

Clark, Clark… J'ai beau réfléchir, c'est un nom que je crois entendre pour la première fois de ma vie. Je dois avouer une certaine déception. J'aurais adoré entendre le nom, je ne sais pas, de J.P. Morgan par exemple, l'homme le plus puissant de Wall Street ! Parce que, depuis quelques semaines, j'ai creusé cette histoire de Gold Standard. C'est de toute évidence la clé de cette folle histoire, celle qui les a conduits à moi. Ce Clark, qui est-ce ?

Saratoga Springs, New York, mi-septembre 1933

Robert Sterling Clark ne parvient pas à conserver le calme qui, pourtant, le caractérise. Son costume trois pièces en tweed n'est décidément pas adapté à la chaleur de l'arrière-saison. Et son chapeau rigide le fait transpirer. L'étiquette, c'est ainsi, on ne peut y échapper, surtout dans son monde fait d'apparences. À Paris, il était libre de sortir la tête découverte et même en bras de chemise. Que les temps étaient doux et insouciants… L'art coulait dans Paris comme le sang dans ses veines. Naturellement, sans qu'on y prenne garde. L'amour emportait tout sur son passage. L'odeur des théâtres se déversait dans les rues, et il aimait ces vraies Parisiennes qui en étaient les prodigieuses enfants. Et le voilà maintenant, deux décennies plus tard, engoncé dans un costume pourtant taillé sur mesure, incapable de contenir l'excitation du moment, entouré d'hommes qui lui ressemblent tant qu'on dirait des frères. Les femmes sont en arrière. Petites choses que l'on sort pour l'agrément. Un bibelot précieux. Jamais Francine n'aurait accepté une telle position, si bien que Robert est, comme souvent lors des mondanités, célibataire. Avec le temps, l'absence de son épouse se fait moins douloureuse, et même parfois franchement agréable. Surtout aujourd'hui, sous le soleil écrasant de Saratoga. Elle détestait cette ambiance de terre battue et d'herbe tout juste coupée, de cris masculins et de souffles équins. Madame est une artiste, qui n'aime rien tant que le craquement des scènes de théâtre, les effluves des coulisses et les toux étouffées des spectateurs.

À côté de Robert, J.P. Morgan ne paraît pas animé des mêmes soucis de l'âme. Il a toujours vécu dans ce milieu et n'imagine même pas que d'autres existent. Son costumc paraît avoir été cousu sur lui. Son père portait le même. Son grand-père aussi. Et tous ses oncles et cousins. Il a laissé son manteau dans la Packard noire qui brille, si bien qu'il ne souffre pas de la chaleur. Il n'est là que pour discuter affaires avec Robert. L'événement ne l'intéresse pas, au point qu'il sursaute au moment où les chevaux sont libérés. Les cris descendent des tribunes. Robert lui-même, en propriétaire attentif, hurle des encouragements à un cheval qui comprend probablement moins l'anglais que les violents coups de cravache que lui assène son frêle jockey. J.P. Morgan regarde son élégant ami avec surprise. Comment une course de chevaux peut-elle mettre les gens dans cet état ? Robert en vient même à taper Morgan sur l'épaule lorsque son cheval franchit la ligne d'arrivée en troisième position, après une remontée fulgurante qu'il attribue en partie à ses bruyants encouragements.

– Pardonnez-moi, Jack, c'est l'enthousiasme du sport équestre. Et quand un de vos chevaux est en lice, c'est comme si vous y étiez. Sans compter que cette passion me coûte un argent fou...

Morgan sourit, même s'il n'a pas la moindre idée de quelle activité lui donnerait une émotion telle qu'il en perdrait le sens commun. Peut-être un placement mirifique à Wall Street ? La pensée l'amuse. Mais il n'est pas venu à Saratoga juste pour assister aux courses des Travers Stakes. Les choses ont pris un tour moins favorable avec Butler et il est urgent d'en parler avec Sterling. À en croire Murphy, ce MacGuire qu'il leur avait conseillé s'est débarrassé du deuxième gars. L'idée de deux émissaires avait été dès l'origine tranchée par Morgan lui-même : « Deux types, c'est l'assurance qu'aucun ne partira avec le fric ou ne racontera ses secrets. Deux types, c'est toujours la crainte que l'un des deux ne flingue l'autre. Ils se neutralisent. C'est moins dangereux pour nous. Plus cher, mais moins dangereux. » Morgan précise, de crainte d'être mal compris, que MacGuire ne l'a pas liquidé. Il lui aurait juste fait croire que la mission était terminée. Pas con. Moins d'éclaboussures.

– Et pour nous, même pas besoin de nous salir les mains.

Robert s'inquiète toutefois : et si Doyle parle ? Aucune crainte, lui répond sèchement Morgan.

– On s'en est assuré après coup. Il a eu son pognon. Il n'a aucune envie de le rendre, ni de finir avec une balle dans la nuque.

Descendus près de la piste, les deux hommes rient de bon cœur pile au moment où le cheval de Robert approche sous la conduite de son jockey. Morgan fait un pas en arrière. Souvenir cuisant d'un coup de sabot dans le dos, enfant. L'heureux propriétaire gratte le garrot de l'animal. Et félicite à moitié et dans un sourire le jockey qu'il gratifie d'une franche poignée de main :

– Ben alors, Jim, c'est pour quand, la victoire ?

Morgan grogne pour lui-même :

– Et nous, c'est pour quand, la victoire ?...

À son grand étonnement, Robert l'a entendu et renchérit :

– Nous sommes à mi-parcours, à peine, et là, contrairement à ce qu'on vient de voir, c'est une course d'obstacles. Le plus large, le plus haut, ce n'est pas Roosevelt, mais notre découragement et notre désunion. Ensemble, aucun obstacle ne peut nous résister. Notre argent, nos réseaux, notre intelligence, ce sont nos armes les plus efficaces.

– Heureusement que nous avons aussi de vraies armes...

– J.P., nous n'aurons pas besoin de les dégainer, celles-là, je vous assure...

– Inutile de tenter de me rassurer ainsi, je ne suis pas un enfant et encore moins un enfant de chœur, si c'est le seul moyen de faire entendre raison à ce tas de fils de putes. Regardez en Allemagne, il se débrouille pas si mal, Hitler. Et en Italie, Mussolini ? Dans des temps troublés comme les nôtres, où nous sommes des cibles faciles, notre devoir est de nous protéger. Choisir les bons chevaux, comme vous le faites. Mais mieux encore, parce que je ne me contenterai pas de la troisième place. Dans ce monde des ténèbres, il n'y a que deux places. La première et la dernière. Vous avez vu ? Le parti nazi est désormais un parti unique en Allemagne. Et les images magnifiques de Nuremberg ! Et qui est à la manœuvre ? Qui en profite ? Nos amis. IG Farben, les banques, Opel... Tous autour de la table en février dernier. Sans eux, pas d'Hitler, je peux vous le dire...

– Et sans nous, pas de Mussolini.

– Pas faux. Je précise : sans nous, plus de Mussolini. Nous ne sommes pour rien dans sa prise de pouvoir. En revanche, notre argent lui est, disons, nécessaire aujourd'hui.

Un temps.

– Butler ira à la Convention ?

– Je ne sais pas. Il a rencontré à nouveau MacGuire... Il aime l'argent. Vous savez que je vais tenter de le convaincre personnellement...

– Oui et je trouve que c'est une brillante idée. D'autant plus que je sais que vous tairez le nom de tous nos amis, ainsi que le mien. Il faut rassurer le général. Faire bruisser à ses oreilles le doux son des dollars qu'on caresse. Personne n'y résiste. Ni moi, ni vous, ni lui.

– J'irai le voir dans quelques jours. Il reste peu de courses. J'ai comme l'impression que vous ne nourrissez pas une passion pour la chose...

– Bon courage avec Butler. C'est lui, mon cheval. Et il occupe toutes mes pensées. Attaquez-le, il cédera. Il a besoin d'un bon coup de cravache.

Newtown Square, Pennsylvanie, une semaine plus tard

C'est le grand jour. J'ai eu le temps d'effectuer mes recherches. Ce Robert Sterling Clark est loin d'être l'inconnu que j'imaginais. Le fait qu'il vienne déjeuner dit à quel point ils ont besoin de moi. Ils prennent des risques. S'il savait… Clark est donc richissime. Un rentier de la pire espèce. Les machines à coudre Singer rapportent un fric fou. Nous en avons un exemplaire à la maison. Elle marche mal depuis quelque temps, me dit mon épouse. Je la lui montrerai. À mon avis, il n'y connaît rien, mais ça m'amuse d'en faire un réparateur de machines à coudre. Il collectionne les œuvres d'art. Une vie oisive. Un de ces nombreux qui ont profité du sang des soldats pour se la couler douce à l'arrière. Rassurez-vous, il n'y verra que du feu. Des années dans l'armée américaine à devoir sans un mot accepter des ordres stupides forgent un caractère.

Une Rolls-Royce se gare devant la maison. Robert Sterling Clark en sort. Je connais cet homme. Je l'ai connu plus jeune. Bien plus jeune. Mais où ?

– Monsieur Clark, c'est un honneur de vous recevoir.

– Général… C'est un plaisir de vous revoir !

La poignée de main est franche. C'est impoli mais je suis obligé de lui demander où je l'ai rencontré.

– Vous n'étiez encore qu'un jeune capitaine. La Chine. Tianjin, 1900. Votre blessure… On a bien cru que vous alliez y passer. J'ai suivi votre carrière avec une grande admiration.

– La Chine… Mon Dieu, j'ai l'impression que c'était il y a un siècle. J'en garde un douloureux souvenir. Votre visage m'est familier… Maintenant que vous me le dites, oui, je me souviens de vous. Pas de votre nom, cela dit.

– Oh, je n'étais qu'un anonyme. Fortuné, certes, mais anonyme.

– Nous avons tout le temps d'en parler, mais oh mon Dieu, il est tard, près de treize heures. Passons à table, voulez-vous. Notre cuisinière nous a préparé un délicieux déjeuner.

Les souvenirs de la Chine occupent une grande partie de la conversation. De même que les machines à coudre Singer – « Ah non, je suis absolument incapable d'en réparer une ; en revanche, je peux vous envoyer le meilleur de nos réparateurs ! ». Au moment du dessert, comme c'est souvent le cas, nous entrons dans le vif du sujet. C'est Clark qui, n'y tenant visiblement plus, s'y colle :

– La Convention est dans quelques jours… Je sais que vous en avez parlé avec MacGuire. J'espère qu'il n'a pas été trop vulgaire. Il était si excité à l'idée de vous rencontrer. Vous êtes pour lui, comme pour moi du reste, un véritable héros.

– Non, non, il a été très courtois et sympathique. Enfin, jusqu'au moment où il a jeté dix-huit mille dollars sur le lit de ma chambre d'hôtel !

Il ne peut s'empêcher de rire : je le sens, la glace est brisée.

– Mmmm, je vois. Avez-vous lu le discours sur le Gold Standard ?

– Je suis heureux de vous entendre l'intituler ainsi. Il m'a semblé en effet que c'était l'essentiel de vos attentes à mon égard.

– Ce discours formidable, on l'a fait écrire par des gens dont c'est le métier. Oui, mon général, de nos jours des gens sont payés pour écrire des discours. Et le plus dingue dans cette histoire, c'est que ce sont des publicitaires. Le matin, ils vendent du savon ou des cigarettes, l'après-midi le Gold Standard. Et je peux vous assurer que ce discours nous a coûté très, très cher !

– Je veux bien le croire. Avant d'accepter éventuellement de le prononcer à Chicago, monsieur Clark, j'ai besoin de savoir pourquoi vous et vos amis êtes à ce point terrorisés par la fin du Gold Standard.

Je me lance, c'est le bon moment pour l'amener vers la vérité.

– Écoutez, j'ai environ trente millions de dollars et je ne veux pas les perdre. Je suis même prêt à en dépenser la moitié pour en conserver l'autre moitié. La fin du Gold Standard, c'est l'effondrement de la valeur de ma fortune. Et de celle de mes amis…

– Qui sont vos amis ?

– Ne soyez pas si curieux. Et croyez-moi, le mieux pour vous est d'en savoir le moins possible sur eux…

– Est-ce une menace ?

– Je n'oserais pas, général. C'est plutôt, disons, un conseil. Si vous prononcez ce discours à Chicago, je suis certain qu'avec le soutien des soldats, ils adopteront la résolution et ce sera un pas vers le retour à l'or. Nous pouvons amener les soldats à sortir en grand nombre pour défendre cette cause. Ils y gagneront au passage des dollars aussi précieux que de l'or ! Quant à vous, vous avez tout à y gagner. Nous allons prendre soin de vous, de votre retraite.

Clark jette un regard circulaire sur le salon et poursuit :

– Vous avez une hypothèque sur cette maison. Tout cela peut être réglé. C'est parfaitement légal.

– C'est très généreux et parfaitement légal… Et je ne vous cache pas que je ne cracherais pas sur une belle somme. Ma retraite est en effet bien petite…

– Mais ?

– Mais je vais devoir refuser. Il y a trop d'ombres… Et je n'ai pas d'explication à vous donner.

– Bien sûr, et je n'en demanderai pas. En revanche, puis-je vous demander deux choses ?

– Je vous écoute.

– Ne rien dire de notre rencontre et des visites de MacGuire.

– Et de Doyle ?

– Oui, Doyle aussi.

– Vous avez ma parole de soldat. L'autre chose ?

– Me permettre d'utiliser votre téléphone. Je dois prévenir MacGuire que c'est terminé. Nous ne vous dérangerons plus jamais.

Depuis le salon, j'entends Clark échanger avec MacGuire, lui dire que j'ai refusé mais qu'il va recevoir les quarante-cinq mille dollars promis. Il le remercie. Quelque chose sonne faux. Pourquoi l'appeler de chez moi ? Où est l'urgence ? C'est ridicule. Une pantomime. Je joue le jeu, à fond. Je pressens qu'ils n'en ont pas fini avec moi.

– Merci encore, Robert. Et n'hésitez pas à revenir me voir. Je n'ai rien contre vous et votre combat. Ah, et n'oubliez pas de nous envoyer un réparateur pour notre machine à coudre !

DEUXIÈME PARTIE

Port de New York, 1er décembre 1933

Je n'ai jamais vu un tel luxe. Nos amis ont été généreux. Ils n'étaient pas obligés de m'offrir la première classe. Remarquez, pour eux, c'est à peine l'équivalent d'un quarter. Quand il m'a tendu l'enveloppe qui contenait le précieux billet de passage, Murphy avait les larmes aux yeux. Il m'a raconté l'alcool qui coulait à flots, les gens qui ne faisaient la traversée que pour boire, ne posant qu'à peine un pied au Havre. Oui, je vous jure, les larmes aux yeux ! Il pleurait un monde disparu. Dans quelques jours, moins d'une semaine sûrement, la prohibition appartiendra à l'histoire. Et nos amis aimaient l'interdit. L'alcool n'en était que plus doux. Et puis, il faut dire qu'ils ont gagné tellement de fric avec cet interdit que ça va leur manquer.

Murphy m'a donné une grande chemise brune avec mon nom dessus. À l'intérieur, les billets, de l'argent et des Baedeker, les guides de voyage rouges. « Vous avez les trois pays. Ce sont les meilleurs guides, vous n'en trouverez pas de plus complets, c'est bien simple, j'ai toute la collection chez moi », m'a dit Murphy en me détaillant le contenu de la chemise brune. Pour moi qui ne suis jamais sorti des États-Unis, c'était très nouveau. J'ignorais même qu'il existait des guides pour tous les recoins du monde. Vous voyez que je pars de loin.

Pour tout vous dire, il y a quelques semaines, quand Robert Sterling Clark m'a téléphoné depuis la maison de Butler, j'ai vraiment cru que tout était fini. C'était pas une si mauvaise nouvelle, au fond. Quarante-cinq mille dollars, en temps de crise, moi, je crache pas dessus. Je les aurais placés, je connais bien les fonds qui rapportent, c'est mon métier. Je n'ai pas eu le temps de prendre conscience que j'avais échoué. Une heure plus tard, le même Robert Sterling Clark me rappelait d'un *diner* de la ville pour me dire d'oublier son premier coup de fil qui n'avait vocation qu'à créer chez Butler le sentiment d'avoir laissé passer la chance de sa vie. Et la mienne aussi au passage, mais ça je n'ai pas osé le dire. Comme quoi, si nous sommes sensibles à un argument si simpliste, c'est que nous sommes tous deux de grands enfants qui attendent la gloire.

Et me voilà sur le pont. Une stewardess française en bleu marine m'a conduit à ma suite où le maître d'hôtel des cabines m'attendait. Je vous promets que, lorsqu'il a ouvert la porte, j'ai cru entrer dans un appartement de Paris, même si je n'ai aucune idée de ce à quoi ils ressemblent. Tout est raffiné. Je ne résiste pas au désir de vous décrire ce que je vois. Le vestibule est spacieux, les boiseries d'acajou, les tapis persans au sol et la lumière tamisée grâce aux appliques en cristal réchauffent immédiatement l'ambiance, et vous font oublier que vous êtes sur la mer. Le hublot le rappelle cependant. Un petit bureau est installé juste devant.

– C'est un honneur de vous avoir ici, monsieur MacGuire. Vous pourrez écrire votre correspondance, monsieur, en vous inspirant de la beauté des flots.

Le vestibule s'ouvre sur un immense salon.

– Le choix de la décoration fait la part belle à la modernité parisienne, monsieur MacGuire. Yvonne Jean-Haffen, Mathurin Méheut, Jacques-Émile Ruhlmann, René Lalique ou Paul Landowski, de grands artistes que vous connaissez sûrement, ont réalisé l'essentiel de la décoration. De votre suite, bien sûr, mais aussi des parties communes.

D'une voix monocorde, le maître d'hôtel poursuit son petit discours, prononçant mon nom à l'envi.

– Vous visiterez si vous le souhaitez, monsieur MacGuire, le fumoir, le grand salon, la salle à manger de la première classe, temple de la gastronomie française, décorée par Louis Süe et Gustave Louis Jaulmes, vous admirerez notamment, monsieur MacGuire, le plafond en escalier inversé, soutenu par de grosses colonnes quadrangulaires. Et n'oubliez surtout pas de faire un tour dans la salle de théâtre aux banquettes sublimement tapissées et ornée des tableaux de Jean Dupas. C'est, je crois, l'endroit que je préfère ici. Ah oui, et bien sûr, mais vous l'avez emprunté en arrivant, le Grand Hall, majestueux, avec son escalier qui décrit un arc en anse de panier, rappelant les ponts parisiens. Vous connaissez bien Paris, monsieur MacGuire ? Votre ami Robert Sterling Clark est l'un de nos meilleurs clients.

Je n'ai même pas le temps de répondre que le maître d'hôtel reprend et achève son interminable monologue :

– Monsieur MacGuire, de toute façon, vous aurez largement le temps de découvrir la beauté de ce paquebot qui fait notre fierté, celle de l'équipage et celle de la France. La traversée durera six jours. Six jours et six nuits pour explorer les secrets du paquebot, cela ne suffira pas. Il y aura le retour… Et croyez-moi, monsieur MacGuire, moi qui suis là depuis la première traversée, du Havre à New York, le 22 juin 1927, je découvre encore quelques trésors. Monsieur MacGuire, je vous laisse découvrir la chambre à coucher et la salle de bains. Sachez que les draps sont de soie, les couvre-lits de satin et que les tables de chevet sont en marbre. Et j'oubliais que les arrangements floraux sont changés chaque jour. Quant à la salle de bains, profitez de la baignoire en porcelaine et des robinets d'argent. Vous aurez la vue depuis votre bain. Si vous le souhaitez, une douche à l'italienne est également à votre disposition. Les serviettes, changées naturellement chaque matin, sont en coton égyptien. En espérant que votre traversée soit la plus douce et la plus inoubliable possible, monsieur MacGuire. Utilisez le téléphone pour la moindre demande. Il n'en est aucune qui soit farfelue.

Enfin seul. Je m'assois au bureau. En effet, on voit la mer. Du moins, pour l'instant, le quai bondé. Six jours de traversée. Ce ne sera pas de trop pour remettre mes idées en place. « Nous vous faisons confiance, Jerry. » Murphy et ses amis n'ont pas tellement le choix, j'ai l'impression. Tous leurs espoirs se portent sur Butler – ils s'obstinent –, et par ricochet sur moi. Heureusement que Doyle n'est plus dans les parages. Le voyage aurait été insupportable.

Le sourd roulement des moteurs paraît s'accélérer. Le départ ne devrait plus tarder. La sirène unique retentit. Il fait un temps magnifique. Bleu et glacial. Moi, Gerald MacGuire, petit gars du Connecticut, j'embarque dans le grand luxe vers l'Europe. Le chemin inverse de mes grands-parents, venus d'Écosse. Je n'irai pas dans mon pays d'origine. L'Allemagne, l'Italie et la France m'attendent dans cet ordre. Je me souviens des mots de Murphy : « Allez humer l'air des fascismes européens. Ramenez-nous des inspirations, des modèles. Nous avons contacté quelques amis sur place. Ils vous feront un bel accueil. Et n'oubliez pas de nous envoyer des télégrammes et d'écrire régulièrement des lettres à ce bon vieux général Butler. Nous les relirons, pas d'inquiétude. L'idée est qu'il ne vous oublie pas. Qu'il ne nous oublie pas. Bon voyage, mon cher MacGuire, profitez de la traversée pour vous reposer. Une fois sur le continent, ouvrez grands vos yeux. Imaginez tout cela chez nous. Rêvons. »

Berlin, 9 décembre 1933

Il m'a donné rendez-vous dans son bureau, histoire que je mesure l'importance de l'homme qui me reçoit. Il doit être fier d'avoir deux secrétaires, une Américaine et une Allemande. La plus jolie, la première, me répond quand elle comprend que j'arrive de New York :

– Monsieur MacGuire, nous sommes au courant de votre venue et le ministre vous attend. Mais M. Hanfstaengl vous propose de le rejoindre chez lui plutôt qu'ici. C'est un honneur qu'il vous fait en vous introduisant dans ses appartements. Ma collègue va vous y conduire, c'est à deux pas d'ici, non loin de la porte de Brandebourg. Connaissez-vous Berlin ?

En chemin, je me rends compte à quel point le pouvoir est en de bonnes mains. Les rues sont bien plus propres que chez nous. Des hommes en uniforme, casquette sur la tête et brassard orné d'une belle croix gammée, patrouillent dans Berlin pour en assurer la sécurité. La secrétaire m'apprend dans un mauvais anglais que ce sont des *Sturmabteilung*, des SA. Nous arrivons devant une petite maison. Et c'est un géant qui ouvre la porte. D'un tonitruant « Bonjour ! », il m'invite à entrer tout en congédiant la secrétaire d'un geste méprisant de la main.

Laissez-moi décrire cet homme au physique étrange : il mesure presque deux mètres et ses bras sont immenses. Ses cheveux noirs, plaqués vers l'arrière, libèrent un large front s'ouvrant sur deux yeux vifs, un nez tout en rondeur, des lèvres fines et une mâchoire interminable. Un caricaturiste s'en donnerait à cœur joie. J'imagine un skieur dévalant une piste périlleuse qui démarre sous la lèvre inférieure. Mais le plus étrange reste la tenue de ce géant. Il porte un uniforme que j'imagine nazi : une gabardine en cuir d'un brun chocolat s'ouvre sur une chemise et un pantalon déclinant toutes les nuances brunes, d'olive terne à brun jaunâtre et brun verdâtre. Comme il remarque que je fixe cette improbable tenue, l'homme exulte d'une voix de stentor :

– Je sais ce que vous vous dites, mon cher ami. Quel bel uniforme ! N'est-ce pas ? Je vais vous faire une confidence : cela n'a rien à voir avec les tenues nazies traditionnelles. Je ne suis pas, il faut le dire, un nazi comme les autres. Vous apprendrez vite pourquoi. J'ai dessiné moi-même cet uniforme et j'ai fait venir de Londres un bon métrage de gabardine. Je n'allais quand même pas faire confiance à un couturier allemand !

Son rire est tel que je l'imaginais : tonitruant.

– Alors, MacGuire, ce voyage ? Je l'ai fait tant et tant de fois. Au départ, on se dit que ça va être long, une semaine sur l'océan. Et puis, les jeux de cartes, les spectacles, le théâtre, les dîners, les livres, les rencontres, tout cela passe si vite, n'est-ce pas ? En un claquement de doigts, on est en Europe ! Moi, j'arrive plutôt par Southampton. J'adore l'Angleterre, j'y ai de grands amis. Connaissez-vous les sœurs Mitford ? Unity, Diana... Je les aimerais bien dans mon lit, ou dans celui du Führer ! Je vous choque, MacGuire ? Détendez-vous, mon vieux ! Ce qui se passe en Europe reste en Europe. Êtes-vous marié ?

Ce type est un ouragan. Je ne sais pas s'il veut que je réponde ou que je l'écoute. Il m'introduit dans le petit salon où trônent un piano droit et quelques reproductions de tableaux aux murs. Un buste d'Hitler, aussi. L'ouragan reprend :

– Je suis pianiste ! dit-il fièrement en pointant du doigt le Führer de bronze.

Il poursuit :

– Il aime que je lui joue du Wagner. Que dis-je, il aime, il adooooore ! Ça lui provoque des picotements au niveau du cœur, ça lui donne une énergie folle. C'est sa drogue, et c'est moi qui la lui procure à toute heure du jour ou de la nuit. Cet homme, cet homme... Il est l'histoire. Je suis fier d'être son ami !

– Oui, son pianiste...

– Oui, oui, mais je suis surtout son ami, son confident. Et ce n'est pas ce Goebbels... Bref. Si je vous racontais les débuts, il y a dix ans, la prison pour lui, les sacrifices que j'ai faits, y compris financiers... Mon épouse lui a sauvé la vie. Et moi je lui ai donné les moyens d'accomplir sa mission... wagnérienne !

Je souris pour me donner une contenance, mais je n'ai pas la moindre idée de ce qu'il appelle d'un air entendu une « mission wagnérienne ».

– Mais dites-moi, je parle, je parle, mais vous, comment connaissez-vous ce bon vieux Murphy ? J'étais à Harvard avec lui, vous saviez ?

– Oui, il m'a raconté vos belles années sur le campus de Cambridge. C'était en 1909, c'est cela ?

– 1909, c'est l'année de la fin des études, oui. Ah, Cambridge, que j'aimais ma vie américaine d'alors ! Je dois vous avouer que je n'étais pas le plus sérieux des étudiants, je passais ma vie à faire du vélo, de l'aviron et la cour aux filles. Mais pas forcément dans cet ordre !

Mon Dieu, son rire ! Aigu et puissant. J'espère qu'il ne va pas me demander si je suis également diplômé de Harvard. Aucune *Ivy League* chez les MacGuire. Juste des gars du fin fond du Connecticut avec du bon sens et de la jugeote. Son intérêt pour ma personne étant inversement proportionnel à celui qu'il porte à la sienne, je n'ai heureusement qu'à sourire et à l'encourager pour qu'il me trouve merveilleux. Mes amis de New York m'avaient prévenu : « Ernst Hanfstaengl, que tout le monde surnomme Putzi, est un drôle de type. Allemand par son père, américain par sa mère, il est issu d'une grande famille de Munich qui a fait fortune dans la reproduction d'œuvres d'art. Il s'occupe de la presse étrangère, et il est la clé qui vous ouvrira la porte du bureau d'Adolf Hitler. Flattez-le, il adore ça et n'y verra que du feu. Parlez-lui de l'Amérique et de nous. De nous tous. »

– J'aime tellement New York… J'y ai connu l'amour et, je crois, le bonheur. J'en ai été chassé, comme un Allemand, mais je n'ai pas de rancœur contre le pays de ma mère. Je sais que nos peuples sont frères, j'en suis la preuve biologique ! Et je sais que notre Führer compte beaucoup d'admirateurs chez vous.

– Oui, Herr Hanfstaengl…

– Vous plaisantez, mon cher MacGuire, j'espère ! Putzi ! Appelez-moi Putzi ! Et si vous êtes gêné, dites-vous que mes amis mais aussi mes ennemis m'appellent ainsi !

– Putzi, alors… Mais appelez-moi Gerald en échange. J'allais dire que vous aviez raison. En Amérique, nos amis communs…

– Ah ! Et ce bon vieux Sterling Clark, je l'ai bien connu à Paris ! Dans la lettre que m'a adressée Murphy pour vous recommander, il me disait que, parmi vos amis, il y a aussi Clark ! Ce bon vieux Clark… Toujours dingue de chevaux et de tableaux ?

– Oui, toujours. Donc nos amis communs observent avec beaucoup d'intérêt l'expérience fasciste que l'Allemagne met en œuvre sans retenue et avec le soutien de toute la sphère économique. Les banques, les grandes entreprises vous soutiennent…

– À cent pour cent. Pardon, à mille pour cent. Ce qui est loin d'être le cas chez vous… Vous saviez que Roosevelt était à Harvard avec moi ? Nous n'étions pas amis. Il était trop réservé, calme, un intellectuel en somme. Et puis, un gars qui a le même nom que le président américain à la Maison Blanche de l'époque, tu ne t'en approches pas comme ça. Je n'aurais jamais pensé qu'il deviendrait un jour le premier président socialiste des États-Unis…

– Nous non plus, Putzi, nous non plus. Henry Ford vous a soutenus depuis le début, n'est-ce pas ?

Je tiens cela de Murphy. Il m'a conseillé d'en parler à Putzi pour le flatter. Le résultat n'est pas à la hauteur de nos espérances :

– Je n'en sais rien. Je ne crois pas. En 1922, Hitler avait préféré envoyer Kurt Lüdecke plutôt que moi pour trouver des fonds en Amérique. Je sais qu'il a vu Ford. Mais cet idiot de Lüdecke, dont on me dit qu'il sera bientôt dans un camp – bon débarras ! –, n'a sûrement pas réussi à obtenir le moindre dollar. Heureusement que j'étais là pour mettre la main à la poche…

– Il paraît que le portrait d'Henry Ford est accroché dans le bureau du Führer ?

– Ça, c'est vrai. Mais pour le reste, c'est moi qu'il aurait dû envoyer. Il le sait désormais. Pfff, Lüdecke… Passons. Nous avons des amis en Amérique, et des ennemis. Des Juifs, pour la plupart. Et des communistes. Nous avons peu goûté cette manifestation au Madison Square Garden au printemps… Un faux procès d'Hitler ? Mais pour qui se prennent-ils, ces Juifs ? Ça aussi, passons. Nos amis américains sont bien plus puissants et influents que ces imbéciles…

– Je vous le confirme, Putzi. Racontez-moi la prise de pouvoir, les anciens combattants, les souvenirs de la guerre, le poids de la crise économique et sociale…

Putzi se lance dans un long monologue en moulinant ses longs bras. Il me parle de ses frères morts dans l'armée allemande. De l'humiliation et de la culpabilité de ceux qui ont survécu. Des discours d'Hitler leur offrant une consolation. Et une revanche. De la haine des élites politiques aussi. Pas des élites économiques. Les parasites ne sont que d'en bas. La haine des communistes, et des Juifs bien sûr aussi. De l'espace vital. Mais de cela nous ne manquons pas, en Amérique.

Une leçon de nazisme.

– L'Amérique et l'Allemagne ont un destin commun. Le Führer l'écrit dans *Mein Kampf*… Attendez, laissez-moi retrouver le passage… Voilà, je lis, je traduis pour vous en anglais : « L'Amérique du Nord, dont la population est composée, en énorme majorité, d'éléments germaniques, qui ne se sont que très peu mêlés avec des peuples inférieurs appartenant à des races de couleur, présente une autre humanité et une tout autre civilisation que l'Amérique du Centre et du Sud, dans laquelle les immigrés, en majorité d'origine latine, se sont parfois fortement mélangés avec les autochtones. Ce seul exemple permet déjà de reconnaître clairement l'effet produit par le mélange des races. Le Germain, resté de race pure et sans mélange, est devenu le maître du continent américain ; il le restera tant qu'il ne sacrifiera pas, lui aussi, à une contamination incestueuse. » Il m'a souvent dit que sur les champs de bataille, en France, les soldats américains et allemands se ressemblaient comme des frères. Comme s'ils avaient été enfantés par la même mère. Et nous travaillons déjà ensemble, Gerald. Saviez-vous qu'à une voix près, l'allemand serait la langue parlée en Amérique ? Bref… Combien de temps avez-vous prévu de rester à Berlin ?

– Je dois être à Rome en janvier. Mais, vous savez, je dépends de vous et de l'entrevue avec le Führer que vous avez promise à nos amis de New York…

– Oui, oui, mais en attendant, je vous invite à l'inauguration d'une usine !

– Une usine ?

– Pas n'importe laquelle. Dans un quartier de Berlin, à Lichterfelde – je vous ferai parvenir un télégramme à votre hôtel avec les informations précises. Pour l'heure, je dois prendre congé de vous. À regret, bien sûr. Un groupe de journalistes anglais débarque à Berlin tout à l'heure.

Ils ont expressément demandé à me rencontrer. Je suis, pour ainsi dire, incontournable.

La secrétaire m'attend devant la maison. Elle est restée là dans le froid de décembre toute la durée de la rencontre. Sa mission est de prendre soin de moi et de me conduire à l'hôtel, me dit-elle. Putzi m'a épuisé. Elle s'en rend compte et s'en amuse. Son patron a « une grande énergie », me confie-t-elle, alors que nous marchons sur un trottoir à la propreté impeccable.

Lichterfelde, Berlin, quelques jours plus tard

Je passe une semaine harassante avec Putzi.

Dès le lendemain de notre première rencontre, il m'attend dans sa belle tenue anglaise dans le lobby de mon hôtel. J'ai le sentiment que l'homme n'a pas l'importance qu'il se donne. Il a beaucoup de temps à me consacrer. Tous les musées de la ville n'ont désormais plus de secrets pour moi et, il faut l'avouer, ce Putzi est un puits de science quand il s'agit de peinture. Chaque soir, il m'invente une nouvelle mondanité. Un soir, ce sont des journalistes américains de passage, un autre des amis allemands curieux de la vie américaine. Putzi est très fier de m'introduire à l'ambassade des États-Unis. Notre ambassadeur est un homme fort aimable répondant au nom de William Dodd. Il se montre ravi de rencontrer un de ses concitoyens et au cours de la conversation je me rends compte que certains des amis qui m'ont envoyé en Europe sont également de ses connaissances.

Ces gens-là, c'est un tout petit monde qui fréquente les mêmes universités, les mêmes fraternités, les mêmes églises et souvent les mêmes clubs de sport. Je n'en ferai jamais partie.

Putzi est bien plus intéressé par la fille de l'ambassadeur que par l'ambassadeur lui-même. Il faut dire que Martha Dodd ne peut laisser insensible aucun homme attiré par les femmes. Le séducteur que j'ai reconnu en Putzi ne songe pourtant pas à la mettre dans ses draps mais dans ceux du Führer. Le géant s'est en effet mis en tête de trouver une femme à ce dernier. Pas n'importe laquelle : une Anglaise ou une Américaine afin de réaliser son fantasme d'une union anglo-saxonne. Le sexe (ou l'amour) est selon Putzi le chemin le plus court et le plus efficace pour la réaliser. Alors la fille de l'ambassadeur des États-Unis… D'après ses dires, Martha Dodd n'est pas insensible aux charmes d'Hitler, qu'elle a rencontré quelques mois plus tôt. Pourtant, elle semble davantage attirée par un journaliste américain qui est là lors de ma visite dans les appartements de l'ambassadeur avec Putzi. L'homme en question s'appelle Quentin Reynolds. Il est à Berlin en tant que correspondant des titres de presse détenus par William Randolph Hearst. Ce dernier étant un grand ami de J.P. Morgan, ce Reynolds pourrait être au courant de nos affaires. Mais, à moins qu'il ne mérite un Oscar sur-le-champ, je le pense totalement ignorant de tout cela : il ne saisit aucune de mes perches quand, au détour d'une phrase anodine, je me mets à parler du général Butler comme d'une de mes connaissances.

Lichterfelde est un quartier huppé de Berlin. Chez nous, les usines sont construites en périphérie ou chez les pauvres. C'est différent ici, et j'y vois le signe de leur amour passionnel pour l'industrie. Je suis arrivé avant Putzi qui s'est débrouillé pour se pointer au dernier moment. Je devine une stratégie pour attirer les regards. Il porte sa gabardine anglaise et ne semble pas remarquer les moqueries que s'échangent à voix basse les cadres du parti nazi et des SA invités à assister à l'inauguration de l'usine. Je n'ai aucune idée de la nature de son activité. Je ne peux que constater que le bâtiment est immense et que les dignitaires du régime sont nombreux.

Il fait un froid de canard. Putzi s'est frayé un passage jusqu'à moi, après avoir serré un nombre incalculable de mains. Je suis, je crois, devenu en quelques jours son ami. Il ne doit pas en avoir beaucoup. Il pose une main gantée de cuir sur mon épaule :

– Mon cher Gerald, vous allez assister à un événement de la plus haute importance. Avez-vous déjà entendu parler de Herman Hollerith ?

– Non, mais laissez-moi deviner... C'est lui, là, sur l'estrade ?

– Ah, certainement pas, il est mort il y a quelques années à Washington !

Putzi prend un ton professoral, le même que lors de nos visites interminables des musées berlinois.

– Hollerith était américain mais du sang cent pour cent allemand coulait dans ses veines. Il restera dans l'histoire des sciences comme un véritable génie. Je n'y connais rien, mais je peux vous dire qu'il a inventé la tabulatrice, une machine qui permet de traiter des données au moyen de cartes perforées. C'est grâce à cette invention que le recensement de 1890 aux États-Unis a pu se réaliser en six ans seulement. Fini le traitement sans fin à la main. Désormais, on glisse les cartes dans une grosse machine, et les résultats sont calculés automatiquement. Génial, non ?

– Oui, je veux bien le croire. Et l'usine…

– L'usine Dehomag que vous avez devant vous est la filiale allemande de l'International Business Machines Corporation, que vous connaissez sûrement sous le nom d'IBM…

– Ah, ça je connais, effectivement ! Certaines de leurs machines sont utilisées à Wall Street…

– Et l'homme que vous avez pris pour Herman Hollerith s'appelle Willy Heidinger. C'est un de ses vieux amis, et il lui a racheté la licence pour l'Allemagne dans les années 1910. Mais, avec les difficultés économiques de l'Allemagne, IBM a racheté quatre-vingt-dix pour cent de Dehomag qui est presque une entreprise américaine. En revanche, vous ne verrez pas le grand patron américain Watson aujourd'hui. Bien que favorable à nos idées, il préfère rester discret. Son amitié avec Roosevelt pourrait rendre son business compliqué. Il faut dire que l'Allemagne nazie est aujourd'hui le deuxième marché d'IBM dans le monde…

– Ah oui ?

J'écoute à peine. Je suis gelé. Mais je sais comment l'encourager à poursuivre.

– Vous savez, pour nous, le recensement est vital. Je dis bien vital. Et politique. Il ne s'agit pas uniquement de compter le nombre d'habitants. Notre politique raciale a besoin de la statistique. Et ces machines sont un trésor pour nous. L'été dernier, nous avons recensé la population en seulement quelques semaines ! J'ai vu les cartes, c'est incroyable : soixante colonnes qui sont perforées au rythme de quatre cent cinquante mille par jour. Et il y a une colonne plus importante que les autres aux yeux du Führer… Vous devinez laquelle ?

– Celle des Juifs ?

– Bingo, MacGuire ! La colonne 22, case 3. Notre colonne la plus précieuse.

Sur l'estrade, les discours s'enchaînent. Un vieil homme que Putzi désigne sous le nom de Friedrich Zahn, « notre maître de la statistique », s'anime. À l'écouter, cette usine aura une grande utilité pour le régime nazi qu'il paraît servir avec beaucoup de zèle :

– La statistique est très proche des idées nationales-socialistes, se réjouit-il sous les applaudissements étouffés par le cuir des gants.

L'ultime discours est prononcé par Willy Heidinger. Le vieil homme est fier. Cette usine est l'aboutissement d'une vie.

– Elle est dédiée au réveil national du peuple allemand.

À ces mots, les « *Sieg Heil !* » fusent et le *Deutschland über alles* clôt la cérémonie.

Putzi serre à nouveau quelques mains. Il ne remarque pas l'ironie qui imprègne les compliments au sujet de sa tenue. Curieux clown.

Le soir même, au Kaiserhof Hotel

Un télégramme m'attend à la réception. Une nouvelle invitation à un dîner de la part de Putzi ? Je suis soulagé de découvrir qu'il arrive de New York, via la Western Union. Son expéditeur est Murphy. C'est le premier message que je reçois de mes amis américains. Je commençais à me demander s'ils ne m'avaient pas oublié. Je m'installe au bar de l'hôtel et, armé d'un double whisky, entame la lecture du télégramme :

> Espérons que tout se passe bien pour vous. Putzi est-il un bon guide ? Vous ouvre-t-il les portes de A.H. ? Nous allons le faire inviter à Harvard. Il peut être utile pour nos affaires. N'oubliez pas d'écrire à notre ami en Pennsylvanie. Prenez des notes. Nous comptons sur vous. Watson est content que vous puissiez aller à l'inauguration de l'usine. Confiance ! Murphy & co.

Ils ont toujours un coup d'avance sur moi. Je les imagine réunis chez J.P. Morgan à s'impatienter. L'allusion à Watson : alors comme ça, le patron d'IBM me surveille. Tu parles d'une confiance. Ils se leurrent sur le pouvoir de Putzi. Goebbels est en train d'en détourner Hitler. Et ce n'est pas une femme qui pourrait changer la donne. Je doute qu'il m'ouvre un jour les portes du saint des saints. Mais sait-on jamais ?

Écrire à Butler est sans doute la seule chose à faire ce soir. Il n'a plus de nouvelles de nous depuis la visite tragi-comique de Robert Sterling Clark chez lui fin septembre.

Cher général Butler,

Vous serez sans doute surpris de savoir que je vous écris depuis l'Allemagne. Pour la première fois depuis la guerre, je foule à nouveau le continent européen de mes aïeux et de mes amis tombés au champ d'honneur. Ainsi, retrouver ce continent est à la fois une joie et une souffrance. Ce que je vois me surprend. Ce pays honni il y a presque vingt ans se reconstruit à une vitesse incroyable. Un ignorant des choses de l'histoire pourrait presque avoir l'impression que ce pays a gagné la guerre ! Je verrai bientôt la France à nouveau, mais je crains que la comparaison ne soit pas à l'avantage de cette dernière. Ici, à Berlin, tout est propre. Les travaux transforment la ville à une vitesse folle. Aujourd'hui, j'ai assisté à l'inauguration d'une usine qui produit des machines à cartes perforées. Elles permettent de recenser bien plus rapidement la population. Mon guide sur place m'a également conduit dans un parc d'attractions, Luna Park, qui n'a rien à envier à Coney Island chez nous. Les hôtels et les restaurants sont superbes, l'alliance de la tradition et de la modernité. On sent que le pouvoir est entre de bonnes mains. Des mains solides qui fixent un cap clair pour le pays. On connaît mal Adolf Hitler chez nous. Je peux vous dire que sa popularité est immense ici. Les soldats vaincus et humiliés ont retrouvé leur fierté et l'amour de la patrie. On les honore comme des héros, là où, chez nous, on les chasse manu militari de Washington. On les emploie, là où, chez nous, on les laisse mourir de faim. Ici, il y a plus d'un demi-million de Sections d'assaut, une sorte d'armée du parti nazi. Ce n'est certainement pas un modèle pour nous. En Amérique, il n'y a qu'une seule armée. Même ici, les haut gradés regardent d'un mauvais œil ces SA qui font régner l'ordre dans les rues. Reste que cela donne du travail à beaucoup de vétérans de l'armée allemande.

Je vais bientôt prendre un train pour Rome. L'expérience fasciste y est plus ancienne. J'espère encore rencontrer ici Hitler, et peut-être Mussolini à Rome. Ce voyage politique me réserve sans aucun doute de nouvelles surprises. Et j'ai hâte de les partager avec vous, général Butler.

Veuillez saluer votre épouse de ma part.

Je vous dis à bientôt.

Avec tout mon respect,
Gerald MacGuire

PS : J'oubliais ! Je vous souhaite une excellente année 1934. Qu'elle vous apporte le réconfort, la joie et la santé.

La lettre partira demain. Elle transitera par nos amis. Pour l'heure, quelques jolies filles n'attendent au bar que mes dollars. Cette monnaie les rend folles de désir pour moi. La vie allemande commence à me plaire. Mais il me tarde aussi de découvrir Rome. Demain, Putzi m'annoncera qu'Hitler ne peut me recevoir. Je suis prêt à parier toute ma fortune, moins la somme que me coûtera cette magnifique blonde aux cheveux ondulés et aux lèvres rouge vif.

Le lendemain, au même endroit

J'ai bien fait de ne pas parier. Putzi vient de débouler dans mon hôtel. Hitler est disposé à me rencontrer. Je n'ai pas une seconde à perdre. C'est maintenant ou jamais.

– Oui, oui, vous êtes suffisamment bien habillé ! Le Führer ne prête aucune attention à ce genre de détails. Mais diable, dépêchez-vous, parce qu'attendre, ça ce n'est pas un détail pour lui. C'est juste à côté. Trois minutes de marche, un peu moins si vous vous calez sur mes pas. Nous avons rendez-vous à la Chancellerie du Reich où le Führer vous recevra quelques minutes.

Putzi est plus excité que je ne le suis. J'ai cru comprendre que l'accès à Hitler lui est de plus en plus difficile. Grâce à moi, il espère un tête-à-tête avec le maître de l'Allemagne qu'il considère comme son ami.

En entrant dans le vieux bâtiment, Putzi me glisse qu'Hitler le déteste et a le projet d'en bâtir un nouveau. Il est gris, sombre et inquiétant. Loin de l'image de modernité et de renouveau que partout la nouvelle

Allemagne exalte. Je n'ai pas compté le nombre de « *Sieg Heil !* » que Putzi a adressés depuis notre arrivée à la Chancellerie. À écouter mon nouvel ami, c'est lui qui a inspiré à Hitler ce salut, calqué sur une chanson de Harvard qu'il avait composée lorsqu'il y étudiait. J'ai des doutes. Un Oscha nous fait pénétrer dans l'antre du Führer. Le grand homme fixe l'extérieur depuis une large fenêtre qui laisse passer le froid. Je ne vois que son dos. Je devine l'uniforme beige de la SA qu'il porte habituellement. Quand il se retournera, je devrais observer une cravate noire et un insigne du parti nazi. Putzi n'a pas osé mettre sa tenue grotesque. Il porte un costume sombre. L'Oscha nous annonce et pourtant Hitler ne se retourne pas. Je suis impressionné de me trouver à quelques mètres de lui et plus encore par le silence qu'il impose. Putzi, si à l'aise partout, paraît ici tel un petit garçon. Hitler soupire.

– *Mein Führer*, c'est un honneur...

– Herr Hanfstaengl, épargnez-moi vos formules de politesse. Je n'ai que quelques minutes à accorder à votre ami américain.

En un instant, le géant est devenu un lilliputien. Il rentre littéralement la tête dans les épaules et se frotte les mains qui hier auraient arraché une souche d'arbre et qui soudain sont si fragiles. La voix d'Hitler est plus aiguë que je ne me l'étais figurée. Elle dégage cependant une parfaite autorité qui pourrait trancher avec la petite taille de l'homme. Vu de dos, il pourrait s'agir d'un enfant d'une douzaine d'années. J'aimerais croiser son regard. Certains disent que c'est là que réside son pouvoir, sa puissance. J'hésite à prendre la parole. Avec mes amis puissants de New York, c'est la même chose. On ne sait jamais quand c'est à vous de parler. Eux ne s'embarrassent guère de tels tourments : ils ouvrent la bouche quand bon leur semble. Mais les gens comme moi, c'est différent. On attend l'autorisation. Et ils adorent nous maintenir dans cette position subalterne. Je me lance cependant, dans ma langue, tandis que Putzi traduit :

– *Mein Führer*, je suis honoré de vous rencontrer, même quelques minutes. Et très heureux de vous transmettre les amitiés de nos amis de Wall Street…

Hitler laisse passer un silence. Puis tape dans ses mains et se retourne avec vivacité. Il est tel que je l'ai vu en photographie. Je dois être trop loin pour saisir l'intensité de son regard. Il n'approche pas. Putzi m'a prévenu qu'il ne supporte pas le contact physique. Je remarque avec quel dédain il fixe son « ami ». Putzi baisse les yeux et le Führer se lance dans un monologue. Il s'agite ; son poing se transforme en une main tendue en une fraction de seconde, puis il replace une mèche de cheveux, me pointe du doigt, ensuite Putzi et l'ensemble de la pièce, avant de s'adoucir un temps. Ce n'est qu'une respiration. Le tambour reprend sa course, avide et sans fin. Je ne comprends pas un traître mot de ce qu'il dit, mais il le dit avec une telle énergie que je suis saisi par l'instant. Putzi me traduira plus tard. Il est lui-même aspiré par le verbe du Führer. Le verbe et le geste. Je n'ai jamais assisté à un tel spectacle. Ce genre d'homme n'existe pas chez nous. Il est unique. Et je mesure sa force, son aura, son charisme. Et la chance de me trouver à quelques mètres de l'œil d'un tel cyclone. Puis le silence revient. Hitler se retourne vers la fenêtre. Notre temps est écoulé. Putzi marmonne quelques remerciements et, j'en suis persuadé, la promesse de le revoir. Nous redescendons sans un mot le grand escalier en marbre. Ai-je rêvé cette rencontre ? Curieux sentiment de n'avoir à la fois rien et tout compris. Une fois dans la rue, Putzi m'assène une grande frappe sur l'épaule :

– Gerald, allons boire une bonne bière dans une taverne ! On l'a bien mérité !

Soit il a une mémoire phénoménale, soit il a beaucoup d'imagination, mais à mon grand étonnement, dans l'obscurité d'une cave voûtée, Putzi se met à me réciter en anglais le monologue du Führer :

« Votre pays et le mien ont de grandes choses à faire ensemble. Putzi en est persuadé, et moi aussi. J'ai trouvé dans le merveilleux livre de Madison Grant[1], ma bible, une grande source d'inspiration, de même que dans vos quotas anti-Juifs de 1924. Je vais envoyer quelques

1. Madison Grant (1865-1937), avocat eugéniste et raciologue dont le livre *Le Déclin de la grande race* publié en 1916 oppose les « Nordiques » aux « races » alpine et méditerranéenne. Il est l'un des promoteurs d'une politique anti-immigration aux États-Unis.

juristes analyser comment vous êtes parvenus à empêcher la race négroïde de souiller la race aryenne. Vos amis sont généreux. Leurs largesses ont été précieuses avant que nous n'accédions au pouvoir. Et elle le demeure depuis. Je ne suis pas idiot, je sais bien que votre grand ami J.P. Morgan pense d'abord à son argent. Il parie sur notre réussite pour se faire rembourser l'énorme paquet de dette allemande liée aux réparations de la Grande Guerre que ses banques détiennent. La cupidité de vos amis est notre chance. Ils mettent des dollars partout dans notre industrie parce qu'ils savent que l'ordre que nous avons rétabli en Allemagne est favorable aux affaires. C'est notre chance et votre faiblesse. L'argent nous fera gagner et vous perdra. Putzi ne comprend rien à tout cela. C'est là que nos peuples divergent. Nous avons l'histoire, vous avez les dollars. Les banquiers et les industriels allemands aiment l'ordre et l'argent aussi bien sûr, mais ils sont également animés d'un idéal nationaliste. Que vos amis continuent de nous soutenir avec une telle générosité. Et transmettez-leur mes salutations personnelles quand vous retournerez dans votre pays. Dites-leur aussi que je partage leurs craintes devant l'arrivée au pouvoir d'un président socialiste entouré de nombreux Juifs. La race aryenne est menacée de l'intérieur. Qu'ils ne l'oublient jamais. Leur argent ne suffira jamais à entraver la décadence de leur race. Il faut s'arracher à l'utopie internationaliste, développer un instinct nationaliste. Un instinct de conservation de la race. L'argent ne doit jamais devenir le dieu que l'on doit servir et devant qui l'on doit s'incliner. Laissons cela aux Juifs. Aux Juifs… »

– C'est vraiment ce qu'il a dit ?

– Oui, littéralement. Je pense n'avoir rien oublié. Sauf quelques formules de politesse rapides pour prendre congé de nous.

– Il est dur avec mes amis…

– Il est juste. N'émettez aucun jugement négatif sur le Führer. Avec moi, vous pouvez vous le permettre, nous sommes désormais amis, vous et moi, mais je vous conseille la prudence. Ici, les murs ont des oreilles. Et les oreilles ont des bouches qui répètent tout. Ce salaud de Goebbels adore tout rapporter au Führer. Il pense obtenir ainsi sa confiance. Une cour d'école, parfois, je vous assure… Mais de toute façon, vous quittez l'Allemagne bientôt, non ?

– Oui, demain. Un train pour Rome.

– Je passerai vous voir à New York ! J'ai prévu de m'y rendre bientôt. Les affaires internationales, c'est ma véritable passion, vous savez ? Gerald, vous ai-je raconté qu'il y a un an et demi j'étais à deux doigts d'organiser une rencontre entre Hitler et Churchill, ici à Berlin ?

– Oui, vous m'avez déjà raconté tout ça…

– Ah.

Madison Avenue, New York, début janvier 1934

Robert Sterling Clark attend. C'est la règle. On attend toujours J.P. Morgan. Sa table du Colony sur Madison est à l'écart. On peut y parler affaires sans risquer d'être entendu ou, pire, écouté. Le vent glacial de janvier s'engouffre dans les rues de New York. Wall Street tire la langue. Roosevelt avance comme un train dans la nuit. Et le coup de Butler ressemble de plus en plus à un coup foireux. C'est en tout cas ce que pense Robert qui sirote un cocktail en patientant, un œil sur le *Financial Times*, l'autre sur la porte d'entrée qui s'ouvre sans cesse sur des gens qui ne sont pas J.P. Morgan.

Un coup foireux, oui, c'est évident. Envoyer un quidam en Europe pour qu'il devienne un expert en quelques semaines ? Il faut avoir perdu le sens commun pour concevoir une idée aussi débile. Oh, il prend du bon temps, MacGuire. Une traversée en première classe à bord de *L'Île-de-France*, un séjour dans le plus bel hôtel de Berlin. Et un bon guide sur place. Robert a connu Putzi à Paris dans les années 1920. Il passait ses journées au Louvre où l'entreprise Hanfstaengl avait obtenu le droit de reproduire les tableaux afin d'en vendre des copies dans leurs boutiques allemandes. Jamais Robert n'aurait pensé que ce jeune pianiste qui n'avait qu'Hitler à la bouche aurait un jour un tel pouvoir. MacGuire avait, semble-t-il, eu droit à une entrevue avec Hitler. Un petit gars du Connecticut face à l'un des hommes les plus puissants du monde. Charlie Chaplin en aurait fait une sacrée farce pour le cinéma. Apparemment, il était le seul à trouver tout cela risible. Que penserait Butler des lettres qu'il recevrait d'Europe ? Ce serait un miracle s'il acceptait ce qu'ils s'apprêtaient à lui proposer. « Les historiens de demain se moqueront de nous », songe Robert au moment où Morgan pénètre dans le restaurant. À la manière dont ce dernier le salue, il mesure l'état d'esprit du banquier.

– Bonjour, Robert. Quarante pour cent ! Ce salaud nous tond comme des moutons. Quarante pour cent ! Et encore, il voulait aller jusqu'à soixante pour cent. Peut-être devrions-nous lui dire merci ?

– Bonjour, J.P., je referme le *Financial Times*. Une dévaluation de quarante pour cent du dollar. Nos billets verts valent moins. Et je peux vous dire que ça n'aidera pas nos exportations. Ils ne comprennent rien à l'économie, ces gauchistes. Les choses ne tournent décidément pas en notre faveur.

– J'apprécie votre sens de la formule. Moi, je dirais plus simplement que le fils de pute qui se la coule douce dans le Bureau ovale se fout de notre gueule. Le Dow Jones dégringole à nouveau. Et nous avec. En 1907, si je n'étais pas intervenu, le système bancaire américain s'effondrait. Le président Roosevelt – Theodore ! – m'avait remercié. Son cousin me crache à la gueule !

– L'image est parlante…

– Mouais. Ce que je sais, c'est que ma patience commence à atteindre ses limites. Pour la première fois de l'histoire du nom Morgan, un président américain ne nous mange pas dans la main. J'ai honte que ce soit à moi que ça arrive. Les nouvelles de MacGuire sont bonnes, n'est-ce pas ?

– C'est à vous de me le dire. Il est en contact direct avec Murphy qui l'est avec vous. Et c'est vous qui m'informez…

– Certes. Mais ce n'était pas une question. Je ne voulais qu'une confirmation. De celles qui rassurent un vieil ami inquiet, vous voyez.

Il fait une pause, souffle, reprend :

– La note qu'il a faite sur l'Allemagne n'est pas très encourageante pour nos affaires. Hitler est toujours aussi ouvert à nos investissements. Le contraire eût été surprenant. En revanche, à en croire MacGuire, un Hitler américain c'est pas pour demain. Trop d'histoire, trop de haine de l'argent pour l'argent, trop de défiance vis-à-vis de l'armée régulière. Si vous voulez mon avis, Robert, nous aimons trop la liberté et l'argent en Amérique pour ce genre d'aventure. Butler a le charisme d'un général, ni plus ni moins. C'est déjà beaucoup et c'est pour ça que nous ne le lâchons pas d'une semelle. Au fait, une bonne nouvelle pour changer : avez-vous vu qui est l'homme de l'année pour le *Time* ? Ça vient de sortir. Non ? Mais vous ne faites pas vos devoirs, Robert ! Allez, je vous taquine. C'est notre ami Hugh Samuel Johnson.

– Le ministre de Roosevelt, notre ami ?

– Disons plutôt que, comme on dit souvent, les amis de nos amis sont nos amis. Et certes, il a conseillé le Juif Baruch, certes, il a la charge de la National Recovery Administration, au cœur du New Deal, mais Johnson est également un grand admirateur de Benito Mussolini. Ça agace d'ailleurs pas mal au sein de l'Administration ! On raconte que, lors de la première réunion du cabinet en mars 1933, il est arrivé avec un exemplaire d'un livre de Giovanni Gentile, le théoricien fasciste italien et ancien ministre de l'Éducation de Mussolini, pour chaque membre du cabinet. Je ne vous raconte pas la tête des antifascistes ! L'État corporatiste fascine Johnson, notamment parce qu'il détruit les syndicats qu'il déteste, comme nous d'ailleurs.

– Et comme nous sommes les amis du Duce…

– Voilà. Je l'arrose de blé depuis près de dix ans. Thomas Lamont qui travaille pour moi – d'ailleurs il sera le Putzi de MacGuire à Rome – est pour ainsi dire le conseiller direct de Mussolini. Alors les grands discours des fascistes contre les banques… Tout ça me fait marrer. Les fascistes ont besoin d'argent, de beaucoup d'argent. Pour faire la guerre et surtout pour acheter la paix sociale. Et nous, on a besoin de pays où placer notre argent, et attendre bien sagement le retour sur investissement. Le fascisme, c'est l'avenir, mon cher Robert ! Le fascisme à la sauce américaine, au ketchup !

– Et le présent, c'est de préparer l'avenir ?

– Voilà ! Vous m'avez redonné le moral, mon vieux Sterling. Vous buvez quoi ? Ça a l'air délicieux. Ne me dites rien, me voici d'humeur joueuse. Je commande la même chose et j'essaye de deviner ce qu'ils ont mis dans ce cocktail bleu turquoise !

Robert se surprend à espérer. Et si, finalement, tout cela finissait par leur sourire ? Et le bleu, c'est du curaçao.

Piazza de la Minerva, Rome, mi-janvier 1934

Thomas Lamont m'attend dans le hall de l'hôtel. Le Grand Hôtel de la Minerve, palais baroque au crépi jaune, est le plus bel endroit où il m'a été donné de dormir. Le hall est immense et en marbre. Je me suis installé dans le restaurant où des bouteilles de toutes les couleurs s'ordonnent avec harmonie. J'aime rester au bar d'où je vois l'ensemble de la sublime salle. Mes amis de New York savent vivre. Pour eux, c'est d'une banalité sans nom. Pour moi, une expérience que je pense unique. Lamont est une star de Wall Street, l'homme de confiance de J.P. Morgan pour qui il a réalisé de mirifiques investissements au Mexique, au Japon ou en Italie, après avoir défendu ses intérêts lors des renégociations des dettes de guerre allemandes en 1924 et en 1929. Il prête des sommes folles à Mussolini depuis 1926, si bien qu'il est l'un des étrangers les plus en vue à Rome. Je le connais mais lui n'a sûrement appris mon existence que dans ses échanges avec son patron au sujet de Butler ; c'est donc moi qui me dirige vers lui. Il entre dans les dernières années de sa vie, mais son regard est d'une vivacité adolescente et son sourire d'un charme désarmant. Je peine à deviner le taureau dans l'arène que l'on dépeint habituellement.

– Monsieur MacGuire, c'est un plaisir de faire votre connaissance… Premier séjour à Rome, je crois, non ?

– Oui, c'est le cas, et c'est un honneur pour moi de vous rencontrer, monsieur Lamont…

– Vous allez adorer cette ville. Les fascistes ont le don de magnifier leur histoire et pour le coup Rome est le lieu de tous les amoureux des vieilles pierres. Pour un Américain comme vous ou comme moi, c'est une plongée dans une histoire à la fois étrangère et familière.

Sans me laisser le temps de répondre, Lamont plante ses yeux dans les miens, soudain très concentré. Il poursuit :

– Butler : choix curieux, n'est-ce pas ?

– Que voulez-vous dire ? Certes, il est hésitant, mais ce général peut selon nos amis nous offrir un avenir à nouveau radieux…

– Oh ! Je n'en doute pas. Mais c'est un choix curieux, et cela n'a rien à voir avec ses doutes bien légitimes. Il y a des doutes et il y a l'histoire. Pas l'histoire antique cette fois, l'histoire de 1931, ce n'est pas si ancien, et si J.P. Morgan avait pris le temps de me consulter avant de lancer toute cette machine, je lui aurais confié mon sentiment.

– Et quel est ce sentiment ? Cela est bien confus pour moi.

– C'est fou, j'ai l'impression que personne ne connaît cette histoire.

Je sens que le récit va être intéressant. Indiquant d'un geste les accueillants fauteuils de cuir rangés contre le mur, je le force à s'y installer.

– Alors voilà : en janvier 1931, lors d'un discours devant le Contemporary Club de Philadelphie, le général Butler prend la parole pour s'opposer à l'esprit d'alors qui professait que les tensions internationales s'apaiseraient si les pays s'engageaient dans un large désarmement. Pour lui, c'était une position moralement défendable mais dangereuse tant que certaines nations étaient encore très belliqueuses. Et il prit l'exemple de l'Italie. Pas en termes généraux, non. Il raconta qu'un de ses amis avait partagé un trajet avec Mussolini à bord d'un bolide qui écrasa un enfant. Selon Butler, le Duce resta d'un calme olympien, expliquant à l'autre passager sous le choc qu'il ne s'agissait que d'une vie, et que les affaires de l'État ne peuvent s'arrêter pour si peu. Butler conclut par ces mots qui lui coûteront cher : « Comment voulez-vous parler de désarmement avec un homme pareil ? »

– Mais comment avez-vous su qu'il avait dit cela ?

– Parce que ça a fait beaucoup de bruit ici et dans l'entourage de Mussolini. Sachez que, dans l'audience, se trouvait ce jour-là un diplomate italien en poste à

Washington. Immédiatement, il fit part de l'incident à l'ambassadeur d'Italie aux États-Unis, mon ami Giacomo De Martino, qui envoya sur-le-champ un télégramme à Rome, doublé d'une protestation officielle auprès du secrétariat d'État américain. Imaginez, un très haut gradé de l'armée américaine proférant de tels propos publiquement ! L'affaire prit ensuite des proportions inimaginables. Le secrétaire d'État Henry Lewis Stimson se fendit d'une lettre d'excuses à Mussolini. Je ne vous cache pas que je n'y suis pas pour rien. Les relations entre nos deux pays devaient être les meilleures possible pour nos affaires. Et cela demeure le cas aujourd'hui, naturellement. On a fait remonter l'information plus loin encore. Nos amis qui étaient alors au pouvoir à la Maison Blanche ont parfaitement répondu à nos attentes. Par un simple coup de téléphone, ils ont mis Butler en état d'arrestation avant un procès en cour martiale, sur ordre direct du président des États-Unis, ce bon vieux Hoover. Vous voyez, à l'époque, on peut dire qu'on avait le pouvoir entre nos mains !

Lamont éclate de rire. Je l'imite par politesse, parce qu'au fond je me demande comment ils en sont donc arrivés à choisir Butler. Je relance la conversation :

– Ah oui, les choses ont un peu changé depuis en effet… Mais dites-moi, le général a-t-il été traduit en justice ?

– Non. Au sein de l'armée, cette ingérence politique est très mal passée. Butler ne cessait de répéter que c'était la première fois qu'une telle mésaventure arrivait à un général américain depuis la guerre civile. Chez les antifascistes, Butler est devenu une sorte de héros, poursuivi pour avoir défendu la démocratie contre le fascisme. La presse est entrée dans la bataille. Et Hoover, que tout le monde commençait à détester en raison de son incapacité à régler la crise économique, est devenu la cible des critiques. Le gouverneur de New York, un certain Franklin D. Roosevelt, est venu au secours de Butler. Ça commençait à sentir le roussi, y compris pour nos affaires italiennes. Suivant notre conseil, Mussolini a écrit à Stimson pour qu'il abandonne les charges. Butler avait bien envie d'aller jusqu'au procès mais, répondant aux vœux de son épouse, il a accepté d'écrire une lettre d'excuses en échange de l'arrêt des poursuites. Depuis ce jour de février 1931, le général Butler est un héros. Mais est-il le héros dont nous avons besoin ?

– Je suis bien incapable d'apporter la moindre réponse à cette question. Je ne vous cache pas que je découvre cette histoire et que personne n'en a dit un mot.

Je suis troublé. Ça y est, la machine à questions se remet en marche dans ma tête. Lamont a pris congé de moi, mais je demeure incapable de lever mes fesses du fauteuil. Alors que ce dont j'ai besoin, c'est de m'accouder au comptoir et de commander un whisky. Des gens si intelligents, si riches et si informés ont choisi Butler. « Notre premier et seul choix », m'ont-ils dit la première fois qu'ils m'ont demandé de le contacter pour prendre la parole à la Convention. L'histoire que Lamont vient de me raconter n'entre pas en contradiction avec cela. Mais alors pourquoi s'étonne-t-il qu'ils l'aient choisi ? Y a-t-il une chose que j'ignore ? Ont-ils d'autres plans pour lui ? Faire de lui notre Mussolini, ou notre Hitler ? Est-ce la raison pour laquelle ils m'ont envoyé faire un tour de l'Europe fasciste ? Je n'ai rien demandé. Ils ont toujours été très clairs avec moi : « Obéissez, MacGuire, et ne posez aucune question. » Officiellement, cette mission en Europe est une récompense pour le travail accompli. Le moyen aussi de renouer le contact avec Butler sous une forme différente. Ils ont également précisé que ce serait une occasion parfaite pour moi de rencontrer quelques-uns de nos amis qui œuvrent en Europe tout en essayant de comprendre comment les vétérans s'en sortent ici, alors que, chez nous, ils crèvent de faim dans l'indifférence générale. Si bien que je prends des notes et ne pose pas de questions. Mais là, les questions, je me les pose à moi. Que veut dire Lamont quand il me dit : « Est-il le héros dont nous avons besoin ? » Je vais devenir fou… Jerry, retrouve ton rôle d'Américain en goguette. Sois poli avec les gens, écoute, écris à Butler. Et rentre en Amérique toucher ton fric. Contente-toi d'une question et une seule : comment vais-je utiliser tout cet argent à la fin de cette histoire ?

Je me décide enfin à sortir de l'hôtel. Thomas Lamont n'aura pas le temps de jouer les guides pour moi. Le Baedeker en main, je découvre Rome, capitale de l'Italie et du fascisme. Le guide de voyage ne mentait pas : « La lumière de Rome est la preuve que Dieu existe. » Les jolies filles aussi. Même si les rues sont plus sales qu'à Berlin, et les pierres souillées par le temps. Les peaux sont brunes. Les odeurs des égouts remontent, et partout les pigeons volent. Il paraît qu'il y a autant d'églises à Rome que de jours de l'année. Les religieux et les bonnes sœurs sont partout dans les rues, et les cloches tintent sans arrêt. Les familles sont élégantes, les petites filles marchent sagement dans les pas de leurs parents, les garçons se courent après en mimant des gladiateurs. Nous sommes dimanche. Le Panthéon est à deux pas. J'irai le visiter. Et la place Navone non loin, « la place aux trois fontaines, chef-d'œuvre de l'art baroque ». Les terrasses se préparent à accueillir le flot des fidèles une fois la messe terminée. Certains iront assister à un match de football cet après-midi. Ils l'appellent ici le « calcio », et je n'y comprends pas grand-chose. Un ballon rond qu'on ne peut toucher avec les mains. Tout l'inverse de notre football. La coupe du monde de leur football aura lieu ici, en Italie. À lire la presse, Mussolini veut en faire un événement majeur et à la gloire du fascisme italien. Le stade de Turin est le « Stadio Benito Mussolini » et celui de Rome le « Stadio Nazionale del Partito Nazionale Fascista ». On ne verra jamais une chose comme ça chez nous ! Ils parlent ici du fascisme clérical, j'y ajouterais bien le football !

J'achète une carte postale qui représente le Colisée. Butler devrait apprécier. Les militaires adorent l'histoire de Rome. À l'ombre de la fontaine des Quatre-Fleuves, je copie :

Mon général,

Rome est sublime. Le soleil est radieux. J'ai appris vos ennuis passés avec Mussolini, mais aussi sa miséricorde à votre égard. Ici, il est adoré, notamment par les vétérans. Les images représentant le Duce sont partout. J'aime l'Europe, mais il me tarde de revenir au pays.

Comme tous les courriers que je lui adresse, celui-ci a été lu, relu et corrigé par mes amis de New York. La règle est stricte : j'envoie un télégramme et ils me répondent avec le texte final que je n'ai le droit que de recopier à la virgule près. Ils ajoutent les passages sur les vétérans. Mais je ne leur pose aucune question. Je ne suis qu'un rouage d'un vaste plan qui me dépasse.

Newtown Square, Pennsylvanie, une semaine plus tard

Je retourne la carte postale. Encore ce MacGuire ! Depuis Rome cette fois-ci. Il fait un tour d'Europe, celui-là. Certains se la coulent douce pendant que le monde sombre.

La miséricorde de Mussolini ? J'ai failli en recracher mon thé. Ces fascistes ne sont pas miséricordieux, ils ne le seront jamais. Mussolini a seulement répondu aux souhaits d'apaisement de ses maîtres qui ont longtemps été les miens, les financiers de Wall Street pour qui l'ordre est la porte de leur sainte trinité : l'argent, l'argent et l'argent. Je sais à quoi m'en tenir avec eux. Des années à les servir. Je les connais bien plus qu'ils ne me connaissent. C'est une évidence.

J'ai cessé de me demander ce qu'il me veut, ce qu'ils me veulent. J'ai refusé leur demande, mais ils n'abandonnent pas pour autant. Que MacGuire m'écrive autant qu'il le désire, si ça l'amuse. Lire quelques nouvelles d'Europe n'est pas désagréable en soi. Berlin, Rome. Et puis ce sera quoi, Paris ? La démocratie tangue en

France. Et pourquoi n'irait-il pas à Tokyo, un jour ? Il paraît attiré comme une mouche par les régimes fascistes, ce MacGuire. Ces régimes m'inquiètent. Mussolini ne vit que par et pour la guerre. Hitler aussi, je dirais. Le fascisme né de la guerre y périra. Espérons que nous ne les accompagnerons pas dans le trépas. J'ai la guerre en haine. Seuls les diplomates, les politiques et les financiers l'aiment. Parce qu'ils ne la connaissent pas. Parce qu'ils y gagnent en popularité. Parce qu'ils y amassent des fortunes. Nous, les hommes de la boue et du sang, du métal et de la mort, nous la haïssons de toutes nos forces. Les MacArthur sont des exceptions. Des psychotiques. Pour nous autres, la guerre est un cauchemar. Nous n'y allons que par devoir, jamais pas envie ou par besoin. Elle nous empêche de dormir, tue nos amis, et fait couler les larmes sur les joues de nos femmes. Que certains en rêvent nous sidère.

Mon ami Eli Zachary Dimitman ne devrait plus tarder. Je connais Dimmy depuis le milieu des années 1920. J'étais alors « prêté » par les marines à la police de Philadelphie où j'occupais le poste de directeur de la sécurité publique. La grande affaire d'alors était la prohibition qu'il était très difficile de faire respecter. Les mafieux, en premier lieu la puissante famille Scarfo, s'en donnaient à cœur joie et arrosaient la police d'argent et d'alcool. Dimmy était reporter pour le *Philadelphia Inquirer*. En 1926, il m'a accompagné lors d'une croisière de vingt-six jours de Brooklyn à San Diego. Le feuilleton en trente épisodes qui en a résulté, intitulé *Smashing Crime and Vice*, a été publié dans une centaine de journaux. Et je dois dire que non seulement cela a contribué à faire de moi une célébrité, mais cela m'a enrichi. J'ai fait don de la moitié de mes revenus à un fonds destiné à poursuivre les politiciens qui ont interféré avec la police de Philadelphie. Grâce à Dimmy, je suis devenu une sorte de Robin des Bois. Et j'ai un peu lavé ma conscience de toutes ces années à guerroyer pour la fortune d'une poignée d'hommes. Un peu. Il vient aujourd'hui pour tenter d'en laver une autre partie. Pour la postérité, cette fois.

Je dois reconnaître qu'il est à l'origine de ce projet, né, m'a-t-il dit, de l'épisode tragi-comique de l'affront fait à Mussolini. Un grand général de l'armée américaine, l'un des plus décorés de sa génération, qui prend sa retraite dans de telles conditions, avouez que l'histoire est belle, et oserais-je dire vendeuse ? Alors si l'idée d'un livre doit être attribuée à Dimmy, la tonalité du texte ne doit qu'à moi et mon dégoût de la guerre. Oui, dégoût de la guerre. L'expression fera sans doute sursauter. Elle reflète pourtant parfaitement mon état d'esprit actuel. Dimmy a une plume exceptionnelle, incisive et spectaculaire, idéale pour le pamphlet que je veux publier. Le secret doit être conservé jusqu'à la sortie du livre, si bien qu'en dehors de nous deux, seul l'éditeur est au courant. Nous lui avons vendu le projet avec ce petit texte que

Dimmy a écrit à partir des discours que j'ai prononcés et des conversations que nous avons eues ensemble :

> *La guerre est un racket. Elle l'a toujours été. C'est probablement le plus ancien, de loin le plus rentable, sûrement le plus vicieux. C'est le seul à avoir une portée internationale. C'est le seul dans lequel les profits sont comptés en dollars et les pertes en vies humaines. Je crois qu'un racket est mieux décrit comme quelque chose qui n'est pas ce que pense la majorité des gens. Seul un petit groupe « de l'intérieur » sait de quoi il s'agit. La guerre est menée au profit d'un très petit nombre, aux dépens du très grand nombre. Grâce à elle, quelques personnes amassent d'énormes fortunes.*

L'éditeur a adoré. Les gens puissants de New York qui me tournent autour depuis quelques mois vont avoir les oreilles qui sifflent ! Le livre doit s'appeler *La guerre est un racket*. Dimmy est enthousiaste, moi un peu moins. Je crains le côté racoleur, mais, me disent-ils, c'est un pamphlet, et un pamphlet doit avoir un titre accrocheur. Nous allons en discuter avec Dimmy. Il vient d'arriver, comme toujours à l'heure. Il est mince comme un roseau, avec son petit menton et sa petite moustache qui tire sur le roux. Il est l'un des rares humains à qui j'accorde ma confiance. Son regard est franc. J'aime ça. Je lui ai confié les étranges visites de MacGuire et de

Robert Sterling Clark. Il me conseille de me méfier et promet d'enquêter.

– Quelque chose se trame, lâche-t-il en reposant la carte postale romaine sur la table basse.

– Que voulez-vous dire, Dimmy ? Avez-vous appris quelque chose ? Quelqu'un vous a parlé ?

– Smedley, un reporter ne révèle jamais ses sources… Allez, je vous taquine. Contre une bonne rasade de brandy, sans glace, je vous dirai tout ce que je sais !

– Je suis très curieux d'en savoir plus sur MacGuire.

– Je vais vous décevoir alors. Je n'ai rien appris sur lui, mais j'ai beaucoup appris en le suivant. Son acolyte qui a disparu en cours de route s'est révélé bien bavard.

– Doyle ?

– Oui, c'est bien ça, Doyle. À New York, il y a un détective extraordinaire, Val O'Farrell. Je l'ai lancé sur la piste de Doyle. Et quelques jours après, j'avais son rapport. D'après O'Farrell, ça a été simple de lui tirer les vers du nez. Il suffisait de le faire boire et de lui promettre des filles. Il ne sait pas grand-chose, et MacGuire non plus à mon avis, ce qui en soi est intéressant : ils travaillent pour des gens qui ont l'habitude des coups tordus. Ils ont le plan d'ensemble, mais les petites mains qui sont à leur service n'ont qu'un trait de crayon en tête. En échange d'un peu de fric, ils agissent et se taisent. Enfin, tant que l'alcool, agrémenté d'une jolie brune, ne leur monte pas à la tête. Doyle l'a rencardé sur un certain Murphy, un type de Wall Street qui se trouve être le patron de MacGuire. Et en deux ou trois heures, il est remonté de Murphy à J.P. Morgan…

– La banque ?

– La banque, et même le banquier : J.P. Morgan lui-même, le patron. Et là, j'ai pris un peu peur. Ces gens-là sont sans limite. Financière, mais pas seulement. Rien ne dit que Morgan soit à la manœuvre. Mais pourquoi alors ce Murphy enverrait-il son collaborateur chez un général pour lui proposer de prononcer un discours contre le Gold Standard ? Ce truc les rend tous fous. J.P. Morgan en tête. Le fou des fous…

– Ça ne me dit pas ce que fiche MacGuire en Europe.

– Nous savons qui l'y a envoyé. Un homme et sûrement quelques-uns de ses amis, notamment Clark, qui ont une passion pour les fascistes. Ça vous dirait, une carrière de dictateur, monsieur Butler ?

– Le brandy vous fait divaguer, Dimmy. Ils ne sont quand même pas assez fous pour penser à un truc pareil ? Et à moi qui plus est ? C'est dingue. De la folie pure.

– L'argent rend dingue. Et plus encore quand on le perd, Smedley… Bon, et si on se mettait au travail ? *La guerre est un racket* ne va pas s'écrire par l'opération du Saint-Esprit.

– Ah, ce titre est donc définitif ? On ne peut même pas en débattre…

– Même pas.

La Maison Blanche, bureau du conseiller du président Roosevelt, le jour même

Cette lettre le rend perplexe. En parler au président serait, à son sens, prématuré. Cet O'Farrell n'est somme toute pas un homme à raconter n'importe quoi. Louis Howe a reçu cette lettre en décembre, et depuis il ne cesse d'y penser. Franklin est son ami depuis bien longtemps et son travail est d'abord de le protéger. C'est d'ailleurs probablement ce qui a conduit ce détective privé à lui écrire ce courrier. Il est menaçant. Il le relit. Le début n'a guère d'intérêt, ce sont des formules de politesse et d'encouragement pour notre action à la tête du pays. Puis, voilà le passage qui le hante :

> *Avant que Butler ne parte pour Atlanta, il a été approché par un représentant des banquiers favorables au maintien du Gold Standard. Il lui a offert une forte somme pour prononcer un discours en faveur de leurs intérêts. Butler lui a répondu que même s'ils offraient bien plus, sa réponse serait : non.*

Je crois qu'il est de mon devoir de vous informer de cette manœuvre qui concerne un homme exceptionnel.

Vous pourrez certainement obtenir le nom de l'homme qui a fait cette offre au général Butler. Si vous préférez, je peux vous le communiquer aisément.

Howe se parle à lui-même : « Vous feriez quoi, vous ? Mettre le doigt dans cette affaire est tentant mais risqué. Ce n'est pas une extorsion de fonds. Il n'y a rien d'illégal pour l'heure. Le plus sage serait de ne pas répondre. Et d'attendre. Ce que je fais depuis un bon mois que j'ai cette lettre sur mon bureau. Je reste vigilant. Dieu sait ce que J.P. Morgan et ses copains sont capables de faire pour maintenir une position que nous nous attachons à fragiliser loi après loi… »

Palazzo Venezia, Rome, plus tard dans la semaine

Un colosse. C'est la première image qui me vient à l'esprit quand il se plante, les mains sur les hanches, face à moi. Je repense à Hitler, de dos, au physique enfantin. Il ne pèse pas lourd face à Mussolini.

– Lamont, vous m'avez amené votre ami américain ! *Benvenuti a Roma !*

Sa main large et puissante écrase la mienne.

– Mon ami Lamont ne me donne que des bons conseils depuis des années, alors quand il me suggère de vous rencontrer, je ne peux que me réjouir. Il m'a confié que vous aviez rencontré récemment le petit caporal. Alors ?

– Le petit caporal ? Je ne suis pas sûr de savoir à qui vous faites allusion, Duce…

– Mais le petit caporal, c'est Hitler, voyons ! Alors comment va-t-il ? Je sais qu'il m'admire, qu'il voit en moi une sorte de modèle. Mais je me méfie un peu de ce curieux personnage qui n'a pas osé prendre le pouvoir par la force et qui ne parle que de conquérir le monde et de chasser les Juifs. Ici, vous ne trouverez rien de tel. Dix pour cent des Juifs de ce pays sont adhérents au parti fasciste, trois Juifs sont des martyrs fascistes et je ne devrais pas le dire trop fort de crainte que ma femme ne m'entende, mais ma conseillère et maîtresse, Margherita Sarfatti, est, comme son nom l'indique, tout ce qu'il y a de plus juive. Thomas Lamont et ses amis de New York détestent eux aussi tellement les Juifs que j'ai abandonné l'idée de les convaincre qu'ils sont comme tous les autres de bons fascistes. Hitler se trompe et se met à dos les démocraties. Je suis plus malin que lui. Et vous, monsieur… monsieur…

– MacGuire.

– Oui, monsieur MacGuire, qu'en pensez-vous ?

– Je vous comprends. Mais je pense modestement, Duce, que chez nous, dans le monde anglo-saxon, les Juifs ont pris une place centrale qu'ils n'ont peut-être pas encore chez vous. Vous devriez lire *Les Protocoles des Sages de Sion*. Notre grand industriel Henry Ford a beaucoup œuvré pour le diffuser dans tout le pays. C'est la preuve irréfutable que les Juifs veulent dominer et diriger le monde. Ils le disent eux-mêmes. Il faut le lire pour le croire…

– Ah mais je connais, MacGuire, je connais. J'ai dans mon mouvement un camarade qui a participé à la marche sur Rome, un ancien prêtre, qui nourrit une passion antijuive. Il s'appelle Giovanni Preziosi. Il a publié en italien au début des années 1920 le texte auquel vous faites allusion. Il m'a d'ailleurs raconté en avoir eu connaissance en lisant le journal d'Henry Ford. Vous voyez, vous ne m'apprenez rien ! Giovanni distingue bien les Juifs italiens de l'internationale juive liée à la ploutocratie internationale qui soutient nos ennemis turcs et anglais, hostiles à nos désirs d'empire en Libye et au Moyen-Orient. Je demeure cependant persuadé qu'Hitler se trompe. Il fait plaisir à des banquiers de Wall Street, des grandes familles de la Nouvelle-Angleterre et à l'aristocratie britannique, mais le coût d'une telle obsession sera faramineux… Allez, ne nous fâchons pas pour si peu ! Je le rencontrerai fatalement bientôt et je lui ferai entendre raison sur ce point. C'est important, surtout si je veux avoir encore accès aux draps de Margherita !

Mussolini part d'un rire tonitruant. Son charme et son charisme m'emportent, il est largement moins effrayant qu'Hitler. Le regard du Duce ne vous transperce pas l'âme. Non pas qu'il soit moins déterminé, son parcours le prouve, mais il paraît moins habité d'une mission. Hitler ne m'a pas dit un mot de Mussolini. Mussolini ne parle que d'Hitler. Il change toutefois de sujet et s'intéresse à moi :

– Dites-moi, MacGuire, comment vont mes amis américains ? Si j'ai bien compris ce que m'a dit Lamont, mes amis sont aussi les vôtres, n'est-ce pas ?

– Disons que je travaille pour eux…

– Ah ! Et eux travaillent pour moi !

– Les banquiers auxquels vous faites allusion et que connaît mieux encore Lamont vont très bien.

– Ah bon ? Aucune turbulence depuis l'arrivée au pouvoir du nouveau président ? Ce n'est pas ce que me disent mes contacts. On me parle d'une démoralisation et d'une grande impatience. Attendre les prochaines élections, en 1936, ce n'est pas une option ! Vous savez ce qu'il vous faudrait à vous, les Américains ? Une marche sur Washington. J'ai un stock de chemises noires en parfait état pour vous !

À nouveau, un rire. Lamont l'accompagne cette fois-ci.

– Wall Street n'arrête pas de dire qu'il faudrait un Mussolini pour les États-Unis, pas vrai, Lamont ?

– C'est on ne peut plus vrai. J'ai là quelque part dans mes notes plusieurs déclarations très claires en ce sens. Tiens, écoutez, MacGuire : Elbert Gary, le fondateur de US Steel avec J.P. Morgan et Andrew Carnegie, proclame en 1923 que « nous aussi, nous avons besoin d'un homme comme Mussolini ». Le *Wall Street Journal*, la même année, titre : « Il nous faut un Mussolini ». Le *Time* adore le Duce. Il faut dire que ses actionnaires sont notamment les banques JP Morgan et Brown Brothers Harriman, dont notre ami Prescott Bush est lui-même actionnaire…

Cette énumération que Lamont avait évidemment préparée fait gonfler le torse de Mussolini. Il aime être flatté. Je suis frappé de constater que tous les hommes qui se trouvaient derrière moi lorsque je passais mon premier coup de téléphone au général Butler admirent le Duce et rêvent d'en avoir un à la tête des États-Unis.

Et depuis bien plus longtemps que le jour de l'élection de Franklin D. Roosevelt. « Ne te pose pas trop de questions, Jerry. »

– J'ai même lu dans la presse que vous aviez des chemises kaki. Vous voyez, il n'y a pas que la mafia que nous avons exportée chez vous, messieurs.

Rire, à nouveau. Nous partageons, par sécurité. Mussolini reprend son souffle.

– Mais les chemises kaki, c'est du passé. Mon ambassadeur m'a fait parvenir des nouvelles du procès du meurtrier d'Antonio Fierro, un jeune étudiant en médecine antifasciste venu perturber avec ses copains un meeting fasciste à New York. Art J. Smith, le boss des chemises kaki, présent ce jour-là, s'est arrangé pour faire porter le chapeau à un autre antifasciste, un Italien lui aussi, un certain Athos Terzani. Naturellement, ce dernier n'avait rien à voir avec ce meurtre. Les antifascistes sont souvent des demeurés, mais pas au point de se tirer dessus, n'est-ce pas ? Bref, au procès, il y a quelques jours, un fasciste fâché pour je ne sais quelle raison a balancé le vrai coupable, une chemise kaki bien sûr, un vrai Yankee lui, Frank Moffer...

– Ma parole, vous en savez plus que moi sur l'actualité de mon pays, Duce !

– Je n'ai été journaliste que quelques mois, mais c'étaient des mois formidables. Et ne dit-on pas : « Journaliste un jour, journaliste toujours » ? Si on ne le dit pas, on devrait !

Rires, bien sûr.

– Plus sérieusement, je suis ces affaires américaines avec la plus grande attention. Beaucoup d'Italiens y sont mêlés, même si depuis 1926 je ne cesse de répéter à nos compatriotes vivant à l'étranger, et ils sont nombreux, de vivre dans le calme et de respecter les législations des pays d'accueil, mais, que voulez-vous, je surveille aussi cela de près car nos amis américains sont souvent à la manœuvre. Dans le cas présent, je ne serais pas étonné qu'ils aient retourné ce fasciste contre Art J. Smith qui commençait à agacer tout le monde avec ses grandes annonces de marche sur Washington. Nos amis préfèrent la discrétion, n'est-ce pas, Lamont ?

– Certainement, certainement.

Il se lève. Impressionnant et ridicule.

– Messieurs, c'était un plaisir de m'entretenir avec vous, mais j'ai à faire. MacGuire, je compte sur vous pour saluer bien chaleureusement nos amis de New York. En particulier, J.P. Morgan qui est un grand allié de notre régime. Thomas Lamont en est la preuve vivante. Je viendrai bientôt aux États-Unis, l'American Legion ne cesse de m'envoyer des invitations que je suis chaque fois dans l'obligation de refuser. Mais bientôt, bientôt je serai là ! Quoi qu'en dise votre dictateur à vous, Roosevelt.

Dernier rire.

Hôtel du Cap-Éden-Roc, Antibes, une semaine plus tard

L'hôtel du Cap est certainement la chose la plus belle qu'il m'ait été donné de voir dans ma vie. Entre Marseille et la frontière italienne, il est niché dans les rochers, un havre de paix où le calme et le luxe offrent le repos de l'âme à ceux qui imaginent le monde. L'horizon, à peine perturbé par quelques palmiers et autres agrobates ou fauvettes. Les élégants fortunés s'y pressent et toutes les langues s'y parlent. Et dans cette tour de Babel, il y a moi. Un gars du Connecticut qui se prend à écrire avec style. La vie peut parfois être surprenante. Je repense à Doyle qui s'est contenté de quelques centaines de dollars. Je suis mieux seul. Sur le balcon de ma chambre qui donne sur la Méditerranée bleu marine, j'écris à Butler la lettre que mes amis de New York ont relue et amendée :

Mon général,

Cela fait un moment que je ne vous ai pas donné de nouvelles. Mon voyage en Europe se poursuit sous les meilleurs auspices. Je suis actuellement sur la Riviera où je passe quelques jours. C'est un merveilleux voyage. J'ai quitté Rome non sans regret, tant cette ville vous aspire. J'ai eu l'honneur d'une entrevue brève mais intense avec le Duce, Benito Mussolini. Il ne nourrit aucune acrimonie à votre égard. Bien au contraire, il respecte et admire votre passé militaire. Il m'a même glissé que l'Amérique aurait besoin d'un homme comme vous dans ces temps troublés ! Le fascisme est une expérience fascinante, vu d'ici, loin des fantasmes, positifs ou négatifs, que l'on entend chez nous. Vous êtes comme moi particulièrement attentif au sort des vétérans. Eh bien, je peux vous dire qu'ici comme en Allemagne ils ont retrouvé leur dignité. Notre Amérique est décidément bien ingrate. Il m'a fallu traverser l'Atlantique pour m'en rendre compte à ce point-là. J'aimerais beaucoup en parler de vive voix avec vous à mon retour. Il me reste à traverser la France pour me rendre à Paris. J'y passerai une semaine début février. Puis il sera temps de rentrer à la maison. Elle me manque, même si aucune femme ne m'y attend. Ce doit être ça le patriotisme dont l'Europe s'enivre ces temps-ci.

Je vous salue, comme un soldat son général,

Jerry

Mussolini ne m'a pas dit un mot de Butler, et ce dernier n'est pas homme à vivre de vaines flatteries. Mais je ne suis qu'un exécutant. Alors, j'exécute. Je recopie. Je plie la lettre et la glisse dans une enveloppe. Quand elle arrivera, je serai sûrement déjà à Paris où, à lire les journaux, l'air politique est scandaleux. On ne parle que d'un Juif, un escroc, un certain Stavisky, qui aurait arrosé toute la classe politique avant de se donner la mort de deux balles dans la tête. Deux balles, c'est une de trop, selon beaucoup de gens de bon sens. Le calme de la Côte d'Azur va me manquer. Quelques heures de train ne seront pas de trop pour assurer la transition.

Je rêvasse quand une main se pose sur mon épaule. À part quelques filles de joie, personne ne me touche l'épaule en Europe, si bien que je sursaute et manque de renverser le verre d'eau citronné posé sur la petite table devant moi. Je ne dois pas avoir l'esprit aussi tranquille que j'en ai l'air. Je sais qu'ils n'hésiteront pas à m'éliminer si je deviens un poids pour eux. Je sais de quoi ils sont capables. Si ça se trouve, le corps de Doyle gît au fond de l'Hudson River. Ils sont entourés de gars, des Italiens ou des Irlandais, pour qui éliminer quelqu'un n'est qu'un job comme un autre. Du temps de la prohibition, je les ai vus à l'œuvre.

– Ah, je vous ai fait peur !

Robert Sterling Clark porte un costume de laine gris clair, une chemise blanche et une cravate aux motifs géométriques. Il arbore un immense sourire qui tranche avec la tension qui caractérisait son visage lors de notre unique rencontre en juillet de l'année précédente dans l'un des bureaux de la banque JP Morgan. Est-il venu récupérer son mouchoir brodé de ses initiales ? Cette pensée me fait sourire. Je me lance :

– Tout ce chemin pour retrouver votre mouchoir brodé…

– Ha ha ha ! J'ignorais que vous aviez le sens de l'humour ! Rassurez-vous, j'en ai une pleine cargaison à la maison. Je me languissais de vous, mon cher MacGuire ! Alors on profite du luxe de la Riviera et de son plus bel hôtel ?

J'ai l'impression d'être pris en faute. Je balbutie que je ne fais que suivre le plan que lui et ses amis ont concocté, ce qui déclenche à nouveau l'hilarité de Clark qui me taquine, « Enfin, MacGuire, détendez-vous ! ».

– Je descends ici tous les hivers avec mon épouse. Nous ne pourrions passer cette saison dans la grisaille de New York et de Paris. Certes, il peut y avoir de belles journées glaciales et sans nuages, mais rien n'égale cette lumière. Non, mais regardez : imaginez le choc esthétique qu'ont connu les artistes de l'Europe sombre en débarquant dans le coin ! On leur ouvrait soudainement les fenêtres. Monet, Renoir, Signac, Van Gogh, Matisse, Modigliani, et tant d'autres. Tous sont devenus fous du Sud. Certains sont devenus fous tout court, d'ailleurs. Francine et moi songeons à nous installer ici à l'année.

C'est un bel endroit pour vieillir et mourir, vous ne trouvez pas, MacGuire ?

– Certainement… Mais il faut avoir les moyens.

– C'est un détail. Nous pourrions vivre comme des vagabonds ici. La lumière nous réchaufferait et les odeurs nous nourriraient. Vous ne savez pas rêver, MacGuire. Vous êtes un courtier de Wall Street, et vous mourrez courtier de Wall Street…

– Si vous le dites.

– Voulez-vous vous joindre à nous pour le dîner ? Nous avons une table dans le restaurant, face à la mer…

– Avec plaisir, merci.

– Évidemment, pas un mot de nos histoires devant mon épouse. Vous serez une connaissance de New York que j'aurai croisée par hasard cet après-midi lors d'une promenade sur la plage. Ma femme ne m'accompagne jamais. Elle préfère lézarder sur le balcon avec l'un de ses romans à l'eau de rose. Elle est plongée dans *Le Blé en herbe* de Colette. Vous aimez lire ? Bien sûr que non, vous préférez compter, suis-je bête…

J'ai connu des dizaines de Robert Sterling Clark à New York. Essentiellement des clients qui, parce qu'ils sont bien nés, considèrent que tous les autres sont de parfaits imbéciles. J'ai appris à sourire sagement en attendant la fin du rendez-vous.

– Vous ne me demandez pas comment se passe mon séjour en Europe ?

– Et pourquoi le ferais-je ? Je sais absolument tout ce que vous faites, qui vous voyez et ce que vous écrivez à Butler. C'est d'ailleurs moi qui tente de mettre un peu de style dans votre prose… quelque peu… pardonnez-moi ce bon mot, prosaïque !

Le sourire figé sur mon visage semble produire l'effet habituel sur mon interlocuteur. Mais n'y tenant plus, je m'approche de lui, comme pour lui faire une confidence. Étonné, il tend l'oreille.

– Puis-je me permettre de vous poser une question, monsieur Sterling Clark ?

– Naturellement, MacGuire, je vous écoute.

– Pourquoi moi ? Je rencontre Hitler, Mussolini, leurs conseillers, des vétérans, je visite des églises, je dors dans des hôtels incroyables, j'écris des lettres à un général que vous réécrivez… Et pourtant, je ne suis pas un expert de la politique internationale, vous l'avez dit, je ne sais que compter.

– Pourquoi vous ? Mais, MacGuire, permettez-moi de vous renvoyer la question : pourquoi pas vous ? Vous êtes des nôtres. Murphy a une totale confiance en vous. Il vous a décrit comme discret, travailleur et fin observateur. Vous avez été soldat. Vous êtes nos yeux et nos oreilles. Vous n'avez ni femme ni enfant, ce qui est un avantage pour nous. Vous pouvez partir en Europe du jour au lendemain. Personne ne vous retient. Et j'oubliais : personne ne vous connaît.

– Personne ne me recherchera ou ne me regrettera s'il m'arrive un souci...

– Voyons, MacGuire, qu'allez-vous chercher là ! Je vais faire comme si vous n'aviez rien dit. Je vais plutôt affiner ma question : pourquoi un autre que vous ? Murphy avait aussi précisé que vous ne vous posiez pas trop de questions...

– Ah, là il s'est un peu avancé. Pour le reste, j'ai compris. À quelle heure ?

– À quelle heure ?

– Le dîner ?

– Bien sûr ! Dix-huit heures, ce sera parfait. Les Français dînent trop tard, c'est infernal.

C'est toujours pareil avec eux. Ils s'en vont comme ils sont arrivés. Aussi élégants et chics. Et nous, les sans-grade, nous devons faire bonne figure. Ils nous insultent sans même s'en rendre compte. Je ne leur en veux pas. Je serais comme eux si j'avais toujours dominé le monde. Ils payent, j'obéis. L'argent est le meilleur moyen qu'on a trouvé pour maintenir en laisse les petites gens. Parfois, ils donnent un peu de mou, parfois ils resserrent. Mais la laisse est toujours là, autour de notre cou. Autour de mon cou. Ils savent très bien que je n'aurais jamais l'audace de la défaire. Alors, ils n'ont même pas besoin de me surveiller. Ils m'envoient en Europe avec un paquet de fric sur mon compte en banque et les plus beaux hôtels réservés.

Et je reviendrai comme un fidèle toutou à New York, la queue qui frétille, le devoir accompli. Encore un os ! Encore un os ! Une promenade au parc. Ouaf, ouaf, ouaf.

Gare de Nice, le lendemain soir

Douze heures de train pour rejoindre Paris. Je plains les passagers de la troisième classe. J'adore dormir dans le train. Surtout en cabine de première classe. À Nice, dans une librairie anglaise, j'ai acheté le dernier roman d'Agatha Christie. Il vient tout juste de sortir et la libraire était dithyrambique. L'intrigue se déroule justement dans un train. Parfait pour attendre le sommeil.

Quel bonheur de me retrouver seul ! La soirée d'hier a été un long supplice. Francine, l'épouse de Robert Sterling Clark, est insupportable. Un monologue de deux heures. Tout y est passé : son jardin, ses lectures, mais surtout son passé de comédienne à Paris. Elle est entrée à la Comédie-Française en 1904, et le 28 février elle y faisait ses grands débuts sur scène dans le rôle de Mme d'Hermelines dans la pièce de Dumas fils, *L'Étrangère*. « Un immense trac, et un immense succès. » Elle a vécu sept années formidables dans « la maison de Molière ». Elle aurait pu y rester toute sa vie. « Mais l'amour, que voulez-vous, l'amour », murmura-t-elle en prenant la main de Robert, un peu gêné d'une telle effusion de sentiments en public. Moi, naturellement, je trouvais cela magnifique et j'encourageais Francine à me raconter la suite de son existence à laquelle je ne portais, en réalité, qu'un intérêt modéré.

Il y eut ensuite un très long épisode consacré à la collection d'œuvres d'art, de chevaux de course, « mais ça, c'est plutôt la passion de Bobby », et de vins de Bordeaux. « Tiens, d'ailleurs, puisqu'on en parle, ne commanderions-nous pas une autre bouteille de ce fameux château d'Yquem ? » L'alcool aidant, Francine se mit à parler de plus en plus fort et à m'attraper de temps à autre la main pour me prendre à témoin de la beauté d'un tableau que je ne connaissais pas ou d'un vers que je découvrais. En fin de dîner, ce que j'avais pris pour une maladresse n'en était plus une quand elle me fit un clin d'œil au moment de nous séparer. Elle m'avait fait du pied. Robert n'y avait vu que du feu, et moi, mieux valait que j'en fasse de même.

Vous comprenez mieux pourquoi l'idée de passer une nuit entière, dans un train, avec un bon roman et absolument seul m'emplit de joie. Cette réconfortante pensée se trouve soudain interrompue par un cri strident : « MacGuire, MacGuire ! » Un cri et un chapeau de femme qui approchent à vive allure. Dans leur sillage, une silhouette masculine qui prend progressivement les traits de Robert Sterling Clark, flanqué d'un jeune homme tractant une montagne de malles sur un chariot.

– Monsieur MacGuire, nous avons décidé de remonter un peu plus tôt à Paris. N'est-ce pas merveilleux de faire le trajet ensemble ? Mon mari s'est débrouillé pour nous réserver une cabine non loin de la vôtre. Formidable, non ? Nous pourrons poursuivre la délicieuse soirée d'hier, partager un bon vin et jouer aux cartes ! Robert déteste, mais il m'a assuré que vous adoriez cela…

La laisse se resserre autour de mon cou. Ouaf, ouaf. Oui, bien sûr, jouons aux cartes, faites-moi des clins d'œil et, une fois Robert endormi, venez gratter à la porte de ma cabine. Ah, ces nantis ! Ah, ces actrices !

Bar du Ritz, Paris, 4 février 1934

Paris est gris et froid. Les températures sont négatives. La lumière et la douceur du Sud me manquent déjà. Nous sommes dimanche et les cloches ne sonnent pas autant qu'à Rome.

Le quartier de mon hôtel est calme.

– La grève des taxis se prolonge, me dit le concierge.

En cause, les taxes sur l'essence.

– Vous feriez mieux de prendre le bus ou le métro, enfin, vous pouvez tenter un taxi, mais vous risquez d'attendre longtemps, et avec ce froid…

Je marche au hasard, je ne suis pas pressé et, de toute façon, je tomberai bien à un moment ou à un autre sur une bouche de métro.

Rue de Rivoli, des hurlements aigus m'assaillent : « Stavisky, scandales, république ! » Des gamins crient à tue-tête les titres des journaux. Je ne comprends rien à la crise qui se joue. Par chance, l'un des enfants, qui a flairé le bon filon et traîne près des clients américains du Ritz, tient dans la main une édition du *New York*

Herald. À la une, en lettres grasses, s'étale la démission de deux ministres en protestation du renvoi d'un certain Chiappe. Assis sur un banc du jardin des Tuileries, je lis qu'il s'agit du préfet de police de Paris, dont la gauche réclamait la tête comme condition pour soutenir le gouvernement. En réaction, des ministres ont démissionné et des royalistes appellent à une manifestation en soutien de Chiappe. C'est pour après-demain dans les parages de la Chambre des députés.

Dans le corps de l'article, je tombe à nouveau sur le nom de Stavisky. Un Juif, évidemment. Les socialistes reprochent au préfet de police d'avoir freiné l'enquête parce qu'elle touchait ses amis. Mais à lire le papier, tout le monde a l'air d'être éclaboussé par cette sombre affaire d'argent. L'argent ! Charles Ponzi, un gars de chez nous, a fait des émules, on dirait. C'est mon métier, alors je dis toujours à mes clients que, lorsqu'un gars connaît un gars qui connaît un gars qui leur promet un rendement incroyable et sûr, « y a qu'à signer là », la meilleure chose à faire est de filer sans poser de questions. Mais bon, faut croire qu'il y a chez les humains plus de pigeons que sur les fontaines à Rome. Et Dieu sait qu'il y en a beaucoup.

À Paris, point de Lamont ou de Putzi pour me guider. Robert et Francine sont dans les parages mais je ne cesse d'inventer des excuses farfelues pour les fuir. Il me faudra bien les revoir, cependant. D'autant qu'ils organisent demain soir un dîner au Ritz avec un puissant industriel français « très favorable à nos idées ». Selon Robert, il m'ouvrira les portes d'une « extraordinaire organisation d'anciens combattants qui pourrait bien prendre le pouvoir en France ».

Restaurant du Ritz, Paris, 5 février 1934

Le barman, Frank Meier, a salué Robert Sterling Clark d'un signe de tête. L'Américain est un habitué des lieux. Il y venait avant même que s'ouvre le premier bar américain de Paris, c'est dire ! Francine s'est glissée dans une longue robe noire rehaussée d'une broche sertie de diamants. Elle s'est prise de passion pour Elsa Schiaparelli, une couturière italienne dont on commence à beaucoup parler dans les cercles artistiques. Ils sont, comme prévu, les premiers à s'installer à leur table. « Le homard est délicieux. » MacGuire fait son apparition. Il porte le même costume qu'à Nice : quel manque de savoir-vivre ! Mais l'homme est sympathique et respectueux des règles qu'ils lui ont fixées. Ils ont passé un bon moment dans le train de nuit. Robert a même eu le sentiment que, pour la première fois depuis bien longtemps, Francine n'était pas épuisée au point d'aller se coucher avant tout le monde. Voilà une éternité qu'il ne s'était pas endormi avant elle ! MacGuire a eu la bonté de lui faire la conversation jusque tard dans la nuit. Un brave type.

Il leur raconte qu'il s'est promené toute la journée et que, selon lui, la journée de demain sera tendue aux abords de la Chambre des députés. Où diable a-t-il été chercher tout cela ? L'important est qu'il parvienne à rencontrer La Rocque et qu'il y trouve un argument pour Butler. Le reste n'est que bavardage. Leur conversation est interrompue par l'arrivée de leur convive de marque : François Coty.

Après les formules d'usage et le baisemain furtif à Francine, il s'affale sur sa chaise :

– Je suis en retard ! Ça ne m'arrivait jamais avant que je me lance dans le journalisme. Depuis, je suis toujours en retard ! Il y avait toujours un truc à finir, un article, une mise en page, un problème à régler. Et tout cela pour perdre des sommes folles. Ah, je vous jure, le journalisme ! Mais que suis-je allé faire dans cette galère ? Heureusement j'en suis sorti. Mais j'ai gardé la mauvaise habitude du retard…

– François, je vois que votre énergie légendaire ne vous quitte pas et j'en suis fort aise. Il vous faut préciser à notre ami Gerald MacGuire que, sauf votre modestie, vous n'étiez pas un simple journaliste…

– Oui, Robert a raison ! J'ai possédé quelques journaux français, j'ai racheté *Le Figaro*, que j'ai fusionné avec *Le Gaulois*, un autre de mes achats, et puis quelques journaux de province. Mais ma grande fierté, c'est la création de *L'Ami du peuple*. J'ai perdu des sous, mais j'ai gagné du pouvoir. J'étais le maître à bord de ces journaux et je peux vous dire que je me suis régalé à dénoncer la corruption de la classe politique, la honte parlementaire et l'échec de la république. Voyez-vous, monsieur MacGuire, ça ne vous dira peut-être rien à vous, l'Américain, mais je suis bonapartiste. Je veux bien d'un président de la République ici, mais avec des pouvoirs très étendus. Selon moi, même le vôtre n'en a pas assez…

– Il en a déjà trop !

– Ah ça, Robert, je ne peux qu'être d'accord avec vous. Avant de lâcher *Le Figaro*, j'ai écrit l'été dernier un article dans lequel je dis tout le mal que je pense de Roosevelt et de son conseiller juif Baruch. Le président est sous sa coupe, et en réalité celle du B'nai B'rith[1] qui œuvre depuis près d'un siècle à la domination du monde. Et au passage, c'est l'entrée à la Maison Blanche de la trop fameuse banque Kuhn, Loeb & Co. La preuve : quelle banque ont-ils ciblée d'emblée pour tenter d'y découvrir des malhonnêtetés et de récupérer des millions de dollars ? JP Morgan, bien sûr. Et qu'ont-ils trouvé ?

– Rien.

– Bien sûr, MacGuire, rien de rien. Et pendant ce temps, les banquiers juifs se gavent. Je hais les Juifs. Ces métèques sont des traîtres. Et voilà qu'on les accueille, les pauvres qui fuient l'hitlérisme. Il faudrait ouvrir tout

1. Organisation juive fondée à New York en 1843 sur le modèle des organisations maçonniques.

grands les bras à cette race qui n'attend rien d'autre que de prendre le pouvoir. J'ai écrit contre l'accueil d'Einstein. Et encore, s'il n'y avait que lui ! Des centaines, des milliers de Juifs affluent. J'ai publié récemment une belle édition du *Protocole des Sages de Sion*. Je la conclus par ces mots : « Maintenant que vous connaissez le plan juif, qu'allez-vous faire ? Laisserez-vous votre patrie, votre famille, votre personne tomber sous la tyrannie juive ? Réfléchissez et si vous êtes un homme courageux, venez à nous. » Vous voyez, c'est pas si mal d'avoir une plume et des médias. C'est plus efficace que de gueuler dans la rue !

– En parlant de gueuler dans la rue, François, Gerald me disait à l'instant que demain, ça risque de castagner aux abords du Palais-Bourbon.

– Ils l'auront bien cherché… Mais nous parlerons de politique plus tard, voulez-vous, je vois que nous ennuyons Francine avec nos discussions sérieuses…

Francine rougit légèrement. Ce n'est peut-être pas vrai qu'elle n'entend rien à la politique, mais François Coty aime être flatté. Nul besoin de déployer des trésors d'imagination pour l'inciter à parler de lui. Il s'en charge très bien tout seul. Une fois les homards Thermidor servis, François Coty s'essuie la bouche et reprend son monologue égotique :

– Francine, je sens que vous avez envie que nous parlions de parfum.

– François est le maître incontesté du secteur…

– Oh, mais je connais bien les parfums François Coty. Vos fragrances sont réputées en Amérique.

– Je veux bien le croire, monsieur MacGuire. On me dit d'ailleurs que j'y suis allé trop fort, faisant de mon entreprise une entreprise américaine. Sans la crise, je serais devenu l'homme le plus riche du monde. Et sans mon divorce aussi ! Mon ex-femme m'a coûté plus cher que l'effondrement des ventes, vous vous rendez compte ? J'ai connu deux crises de 29, moi !

– François est encore un peu trop modeste. Il a inventé le parfum pour toutes les femmes, le parfum démocratique. Un nez exceptionnel, un don pour saisir, sentir si j'ose dire, les désirs des femmes, le contrôle aussi de toute la chaîne de production, les fleurs, la chimie, les flacons, le transport, la commercialisation ! Tout ! Francine ne sort jamais sans une goutte de *Chypre* derrière les oreilles, n'est-ce pas, mon amour ?

– C'est vrai ! Et la poudre *L'Origan*...

– Oh mais vous n'en avez pas besoin, chère Francine, votre peau est parfaite...

– ... grâce à votre poudre, François !

La tablée rit de bon cœur, même si MacGuire semble se forcer un peu. Il doit se demander ce qu'il fabrique à la table de milliardaires, un industriel et un héritier. Avant d'attaquer le homard qui le toise, le regard de MacGuire s'attarde sur la décoration raffinée du lieu. Les boiseries en noyer foncé, finement sculptées, les lustres en cristal de Baccarat se réfractant dans les grands miroirs.

Tout est sublime. Et le restaurant est plein ! La crise économique n'a visiblement pas frappé tout le monde.

– Et vous, MacGuire, avez-vous une petite femme qui vous attend en Amérique ?

– Oui...

Pardon ? MacGuire est marié ? Robert s'étouffe. Murphy leur a vendu un célibataire que rien ne retient à la maison. Un homme totalement libre, sans risque de confidences sur l'oreiller. Il doit sentir le regard surpris et inquiet de son compatriote. La suite le rassure aussitôt :

– Une sœur. Mon épouse est morte en couches, emportant notre enfant. Je n'ai plus que ma sœur, et encore elle vit à l'autre bout du pays.

– Mon Dieu, c'est tragique, Gerald, j'ignorais...

– Merci, Francine, les années ont passé.

– MacGuire, vous me donnerez l'adresse de votre sœur, je lui ferai parvenir une jolie boîte enrubannée de notre façon avec nos meilleurs produits. Qu'en pensez-vous ? Excellent, ce homard, n'est-ce pas ?

MacGuire se dépatouille comme il peut avec cette bestiole qu'il n'a jamais mangée de sa vie. Soulagé, il en vient à bout, sa serviette blanche désormais orange. Un peu gêné, il la glisse sous la table. La carte est interminable, comme le dîner. Coty, d'une voix forte qui ne souffre aucune contestation :

– Tournedos Rossini pour tout le monde !

Le serveur n'a même pas eu besoin de s'approcher pour entendre la commande. Pour masquer son ennui,

MacGuire se perd à nouveau dans la contemplation du fastueux décor. Soudain, il croise son propre regard dans l'un des miroirs. Le dos large de Coty, les profils de Robert et de son épouse. Et lui, de face. Mais que fait-il donc ici ? L'imposteur à la serviette orange. Il en sourit. Coty y voit un encouragement à poursuivre son monologue sans fin.

Au moment du dessert, sans même attendre son soufflé au chocolat, Francine se lève et décrète qu'elle doit aller se coucher avant que le sommeil ne lui échappe.

– Je vous laisse entre hommes ! Vous allez pouvoir parler de ce qui vous passionne : le pouvoir. Soyez gentil, appelez-moi une voiture, Robert.

Francine a raison. À peine a-t-elle tourné les talons que ces messieurs reprennent précisément là où ils avaient bifurqué, avant l'arrivée des homards Thermidor.

– François, demain, à la Chambre des députés…

Coty l'interrompt sans ménagement :

– Place de la Concorde ! Ce n'est pas loin, mais aucune marche n'est prévue sur la Chambre des députés, voyons ! Nous n'allons pas prendre le pouvoir par la force, et pas demain !

– Pourquoi dites-vous « nous », monsieur Coty ?

– Ah, MacGuire, je dois à nouveau vous raconter un pan de ma vie, j'en ai bien l'impression. Robert, vous ne m'en voudrez pas, tout cela, vous le savez déjà…

– Aucun problème, François. C'est toujours un plaisir d'écouter un homme engagé dans une cause que nous partageons.

Il se frotte les mains, prêt à raconter ses titres de gloire.

– J'aime la France, voyez-vous, je l'aime plus que tout. Sa déliquescence me pèse, m'ôte le sommeil. La classe politique dans sa médiocrité corrompue me dégoûte ; regardez l'Italie, ce sursaut fasciste ! Le Juif Stavisky n'a pu prospérer que sur notre faiblesse, notre manque de patriotisme. Si nous ne défendons pas notre pays, nous le perdrons. Et plus vite que nous ne l'imaginons. Les Israélites n'attendent que ça, tapis dans l'ombre de leurs synagogues. Vous savez, c'est fragile, une patrie, toute façonnée qu'elle soit par les siècles. Un Bonaparte, un Mussolini, voilà ce qu'il nous faudrait. J'ai cru un temps à l'Action française. Mais Maurras est un incapable, qui n'aime que lui et son pouvoir. Bernanos ne s'y est pas trompé. Il a choisi *Le Figaro* plutôt que l'Action française. Le Martégal gueule que l'écrivain a été attiré par ma fortune. Je crois qu'il est surtout trop libre pour suivre cette secte royaliste.

François Coty reprend son souffle pour héler le sommelier.

– On ne se commanderait pas une nouvelle bouteille ? Robert, le vin, c'est votre rayon. Choisissez ce que vous voulez sur la carte, c'est pour moi. Où en étais-je ?... Au moment où je quittais *Le Figaro*, il me fallait créer quelque chose de plus politique pour répondre à la décadence de notre civilisation. J'ai alors créé un mouvement, une ligue pourrait-on dire, que j'ai appelée Solidarité française, parce que, voyez-vous, la solidarité, je veux dire la véritable solidarité, pas cette espèce de truc inventé par la gauche, la fraternité, eh bien, elle nous sauvera. La solidarité et un homme fort. Nous avons un projet de constitution audacieux pour remettre la France dans le droit chemin. Imaginez : un président élu directement par le peuple pour sept ans, doté de pouvoirs très larges, et pouvant s'il le désire dissoudre la Chambre des députés. Qu'en dites-vous ? Mieux que chez vous, MacGuire, où le président ne peut rien face au Congrès ! Mais ce qui me rend le plus fier, c'est que si nous ne sommes pas encore très nombreux, nous avons réussi à séduire les classes populaires. Beaucoup de chômeurs, des retraités et des petits rentiers spoliés par la honteuse politique déflationniste nous ont rejoints. Ce n'est qu'un début. Que dites-vous, Robert ? Ah, les Croix-de-Feu ! Mais attendez, attendez, j'ai une question pour vous, monsieur MacGuire. Robert m'a confié que vous aviez rencontré Hitler et Mussolini ? Je suis très curieux d'avoir votre ressenti face à ces deux grands hommes.

MacGuire est gêné de devoir prendre la parole. Cela se voit à la façon qu'il a de se redresser maladroitement sur sa chaise. Ce gars n'est pas un orateur-né. Surtout avec Coty à côté de lui. Il bredouille quelques broutilles sans intérêt, ce qui suscite l'impatience puis la déception du parfumeur qui voue un culte à Mussolini. Robert vient à sa rescousse :

– Selon une rumeur persistante, François aurait financé en partie la marche sur Rome…

– Oh, ne vous fiez pas aux rumeurs, Robert, ce n'est pas de votre standing. En revanche, certaines sont vraies… Je ne démens ni ne confirme !

– En Amérique, on dit aussi que Morgan a financé cette marche sur Rome…

– Que croyez-vous, MacGuire ? Que seule une personne a saisi la puissance, le souffle de l'histoire ? Sans vous dire si nous avons ou non financé quoi que ce soit, sachez, monsieur, qu'avec Mussolini l'Italie a vu s'ouvrir une ère d'espérance et de bienfaits. Il n'est qu'à planter ses yeux dans ceux du Duce pour mesurer à qui on a affaire. Il m'a invité au palais Chigi en mars 1923. C'était il y a plus de dix ans et j'en suis encore, pardonnez l'expression, tout retourné. Cet Hitler est davantage un mystère pour moi. Il a en sa faveur sa haine des Juifs qui paraît étrangère à Mussolini, pour une raison qui m'échappe, mais il demeure falot et, à ce que j'en sais, n'est qu'un jouet entre les mains des industriels allemands et des banquiers américains. Si vous voulez mon avis, ils auront tôt fait de le renverser s'il prend ses aises avec eux. Mussolini n'est pas seul bien sûr, mais il porte avec lui toute l'histoire de la Rome antique. Il ne doit rien à personne sinon à César ou à Auguste…

– Espérons que ce ne soit pas aussi à Néron !

Coty sourit à la saillie de Robert, mais MacGuire reste de marbre. L'histoire ancienne doit lui être aussi inconnue que les cépages de Bourgogne. Heureux homme sans culture, donc sans souci. Murphy a eu du nez. Les doutes de Robert se sont dissipés à Nice. Il est l'homme de la situation. Soudain, comme monté sur un ressort, François Coty se lève et décrète qu'il est l'heure d'aller dormir.

– Demain, la journée sera très longue, lâche-t-il d'un air entendu.

Puis, comme il serre la main des deux Américains, il retient celle de MacGuire et dans un sourire complice lui lance :

– Je ne vous ai pas parlé des Croix-de-Feu. Ouvrez bien les yeux demain. Passez une bonne et douce nuit, messieurs.

Francine couchée, Coty couché, MacGuire et Robert hésitent à prendre congé l'un de l'autre. Ils partagent un secret, mais guère plus.

– Vous devriez rencontrer le colonel de La Rocque. Cet homme est complexe et ambitieux. Il a inventé un slogan formidable : « Travail, famille, patrie ». N'est-ce pas magnifique, cet enchevêtrement des enracinements, dans l'usine, à l'intérieur des maisons et sous le drapeau ? Bien plus puissant que ce fainéant, creux et déraciné « Liberté, égalité, fraternité » ! Ce François de La Rocque est un sacré type. Il dirige les Croix-de-Feu depuis trois ans. C'est Coty qui a créé l'association mais maintenant, l'âme, c'est La Rocque.

– Les Croix-de-Feu ?

– C'est en gros leur American Legion. Tout est né en 1927 d'un scandale des décorations. Un certain Ruotte, un fonctionnaire, vendait des Légions d'honneur, une décoration très prestigieuse ici. En réaction, Coty a financé une nouvelle organisation regroupant des vrais héros de guerre, des anciens combattants décorés. Et progressivement se sont agrégés tous les hommes ayant passé au moins six mois sur le front. Je connais mal les détails. Ils sont quelques milliers, mais ils pourraient être des millions. Il faudrait vraiment que vous rencontriez La Rocque ou, à défaut, certains membres de l'organisation. Je suis persuadé que Butler aimerait beaucoup en savoir plus sur eux. Il me semble plus éloigné d'un Mussolini ou plus encore d'un Hitler. Qu'en pensez-vous, MacGuire ?

– Je ne peux me prononcer pour les Croix-de-Feu, mais pour ce qui est de Mussolini et d'Hitler, je dois vous avouer que ce que j'ai vu à Rome et à Berlin m'a semblé si loin de notre amour de la démocratie et de la république en Amérique…

– La démocratie ? Celle qui donne la victoire à Rosenfeld ? La Rocque y croit peu, à la démocratie. L'aristocratie, le gouvernement des meilleurs, ou une épistémocratie, le gouvernement de ceux qui savent, sont des régimes plus efficaces. Le rêve, pour nous, c'est la bancocratie ! Inutile de vous en donner la définition, ça me semble assez clair ! Si vous voulez mon avis, MacGuire, venez déjeuner et passer l'après-midi avec mon épouse et moi à l'hôtel de Crillon. Notre balcon offre une vue imprenable sur la place de la Concorde, où il devrait y avoir du grabuge. Pour votre formation politique, c'est bien que vous alliez vous frotter à la colère d'un peuple contre un régime pourri de l'intérieur. Et pensez sans cesse à Butler.

– Mais dans quel but, Robert ? Je ne devrais pas me poser cette question, je sais bien...

– Alors, ne vous la posez pas. Ne vous inquiétez pas. Nous nous occupons de tout. Nous sommes très heureux de votre voyage en Europe. Vous apprenez vite. Les lettres parviennent à Butler. Nous sommes persuadés qu'il vous fait confiance et qu'il attend même avec impatience vos nouvelles européennes. Quand le fruit sera mûr, vous serez le premier informé. Pour l'heure, ne réfléchissez pas, agissez. C'est le mieux pour nous. Et pour vous. Je vous dis à demain, vers midi par exemple ?

– À demain, Robert.

Hôtel du Ritz, Paris, 6 février 1934

J'ai passé une nuit épouvantable. Si délicieux que soient ces vins en bouche, une fois avalés, ils me tordent les boyaux et tapent dans ma tête. Si ça ne tenait qu'à moi, je retournerais me coucher. Mais j'ai rendez-vous.

À peine les portes tournantes du Ritz franchies, je suis saisi par la fraîcheur. Les taxis étant encore en grève, je me décide à parcourir à pied la courte distance qui me sépare de la place de la Concorde où m'attendent Francine et Robert. Le calme de la rue de Castiglione tranche avec l'agitation de la rue de Rivoli que je parcours du côté des arcades. Les voitures et les autobus vont en tous sens, laissant peu de place aux bicyclettes et moins encore aux piétons désemparés. Et au loin, je devine des chevaux montés d'officiers qui se dirigent eux aussi vers la place de la Concorde. La rue de Rivoli est une rivière où dérivent des embarcations de toutes tailles qui semblent savoir parfaitement où elles se rendent. Je n'ai rien vu de tel à Rome ou à Berlin. Mais peut-être est-ce en rapport avec les appels à manifester que je lis, placardés sur les murs. En grosses lettres : « Appel au Peuple de Paris », et plus bas, je le note pour le faire traduire plus tard : « Laisserez-vous établir la dictature d'un Clan ? Laisserez-vous étrangler vos libertés ? » Et tout en bas : « Peuple de Paris. Ta Patrie est en Danger. » Ça, je comprends, les mots sont presque les mêmes dans ma langue. Le rendez-vous est fixé en début de soirée, place de la Concorde. J'en approche. Il n'est même pas encore midi que déjà des agents municipaux retirent les grilles en fonte au pied des arbres. Sûrement pour éviter que des émeutiers ne les balancent sur les forces de l'ordre. Des forces de l'ordre, j'en vois déjà beaucoup dans les rues. À cheval ou à pied, ils sourient, encore détendus.

Le déjeuner n'a eu aucun intérêt notable. Francine a été très Francine. Robert, très Robert. Leur présence n'a rien d'agréable pour moi. L'Amérique me manque, je crois. J'aimerais retrouver ma vie. New York, le travail, mes quelques vieux potes du Connecticut, les camarades de la section de l'American Legion. Certains me trouveront certainement un peu gonflé. Un beau voyage en Europe, tous frais payés, dans les hôtels les plus luxueux, des trains et une traversée dans une cabine de première classe, je devrais être l'homme le plus heureux du monde. En prime, des tête-à-tête avec les personnalités les plus excitantes de notre temps. Mais que voulez-vous, même de cela, on finit par se lasser. Surtout d'écouter des propos sans fin sur les vins de Bordeaux, les chevaux de course, le cubisme et la scène théâtrale parisienne. « Oui, avec plaisir. Merci. Pourquoi pas ! C'est passionnant-fascinant-captivant-étonnant. Ah, je l'ignorais. » Robert m'a cependant confié une information qui, recoupée avec ce que m'a dit Thomas Lamont, se révèle précieuse. Il a profité de la sieste de Francine – « Messieurs, je suis épuisée » – pour parler de politique.

– Dans quelques heures, la République française, si solide, va flancher. Beaucoup de nos amis m'affirment que les choses pourraient dégénérer. Édouard Daladier, le nouveau président du Conseil, va tenter d'obtenir la confiance des députés. Je peux vous dire que le limogeage de Chiappe ne passe pas, mais pas du tout. La droite adore cet homme qui a mis de l'ordre dans la capitale. Et pas seulement par sa sévérité avec les criminels. Saviez-vous que les panneaux routiers ou les passages cloutés, c'est à lui qu'on les doit à Paris ? Bref. L'Action française appelle ses hommes, les camisards, à marcher sur le Palais-Bourbon, pour renverser la « Gueuse ».

– La Gueuse ?

– Oui, c'est ainsi que les royalistes ont pris l'habitude d'appeler la République et ça fait un bail puisque ça date, je crois, de la Révolution française. Le gueux, c'est le mendiant. La République vit de l'impôt de tous. S'ils voyaient ce que Roosevelt se propose de nous prendre ! À ce que j'en sais, il a dans ses cartons une loi pour essorer les riches, avec un taux d'imposition jusqu'à soixante-trois pour cent pour les plus riches ! Et Baruch pousserait pour aller encore plus loin, genre quatre-vingts pour cent. Mais bon, ça, c'est si Rosenfeld a encore ses fesses dans le Bureau ovale pour plus d'un mandat, ou même tout son premier mandat. La France est un paradis fiscal pour nous autres ! François Coty ne serait sûrement pas de mon avis, c'est pourtant la stricte vérité des chiffres.

– Sympathique, ce François Coty. Il sera dans la rue tout à l'heure ?

– Certainement pas ! Il finance, et donc il a gagné le droit d'être à l'abri, à l'arrière. Un peu comme les généraux lors des batailles. Les généraux, et peut-être les colonels. La Rocque…

– Les Croix-de-Feu, c'est ça ?

– Vous apprenez vite, MacGuire, oui, les Croix-de-Feu. Ils seront dans les rues, mais le colonel n'est pas d'un naturel séditieux. Il a donné rendez-vous à ses troupes aux Invalides, suffisamment loin du Palais-Bourbon pour ne pas donner l'impression d'un coup d'État. Et je vous garantis que si ça commence à barder à la Concorde, il demandera à ses sympathisants de rentrer sagement chez eux. L'homme est attaché à la république. Il faut dire qu'elle le lui rend bien. Des amis bien informés m'ont appris que les Croix-de-Feu ont été arrosés d'argent frais par André Tardieu quand il était président du Conseil et ministre de l'Intérieur. Des millions prélevés sur les fonds secrets…

– Il a acheté le calme des Croix-de-Feu ?

– Je l'ignore. Ce que je sais, c'est que La Rocque est calme, si calme que Coty s'est mis à financer des organisations concurrentes. Et que La Rocque a dû montrer les muscles. Je me souviens, j'étais là. C'était en novembre 1931 au Trocadéro. Se tenait le Congrès du Désarmement. Un événement pacifiste, et je ne fais pas mystère qu'à l'époque ces choses-là m'intéressaient. La paix est préférable à la guerre, n'est-ce pas ? Et voilà qu'au milieu des participants se sont cachés des Croix-de-Feu, à la demande de La Rocque. Avec quelques autres, ils mettent un chahut d'enfer, hurlent, sifflent, tapent dans leurs mains. Tout à coup, La Rocque saute sur la tribune pour lire un texte hostile au désarmement, un véritable sabotage. Il a gagné ce jour-là ses lettres de noblesse de « fasciste » pour ses adversaires. Parmi ses titres de gloire, à l'en croire, il y a aussi l'interdiction de manifestations communistes pour célébrer le 11 Novembre… Les Croix-de-Feu sont une sorte de milice anticommuniste. Et en cela, ils nous plaisent bien. Ici comme chez nous, les bolcheviques et les Juifs doivent être réduits au silence. D'ailleurs, les communistes vont manifester aujourd'hui même contre la corruption. Je peux déjà deviner qu'ils feront moins parler d'eux que les ligues fascistes, mais qu'ils pilleront plus de magasins. Ce sont des voyous déguisés en idéologues.

Je profite d'un moment de calme dans le hall du Crillon où Robert m'a laissé seul, le temps d'aller régler quelques affaires pour écrire un brouillon de lettre à Butler. Il deviendra peut-être une lettre, relue comme toutes les autres par Robert, qui pourra constater que je mets à profit mon voyage…

Mon général,

Je vous écris depuis Paris. Revenir dans ce pays tant d'années après la guerre est douloureux. Les gueules cassées rappellent, ici comme à Berlin, que la guerre n'appartient pas encore aux livres d'histoire. Après l'ordre de Rome et de Berlin, voici Paris où les taxis sont en grève contre la vie chère, où la crise frappe désormais de plein fouet, où la classe politique est si corrompue, et où les Juifs arrivent en grand nombre d'Allemagne sous les applaudissements des communistes… Je ne dis pas que ce pays a besoin d'un dictateur. Je pense qu'il a un grand besoin d'ordre moral. Et il y a ici un homme qui n'est pas dénué d'intérêt. Il est lui aussi un héros de la guerre. Son nom est le colonel de La Rocque. Il dirige les Croix-de-Feu, qui ont pour ambition de réunir des centaines de milliers d'anciens combattants. Comme vous, il aime la république et considère que le désarmement est une chimère. J'espère le rencontrer avant mon retour en Amérique. Mais pour l'heure, il est plutôt occupé : de grandes manifestations sont sur le point de se lancer pour dénoncer la corruption. Ça se passe sous mes fenêtres. Je vous raconterai tout ça de vive voix !

Je vous salue avec tout le respect que je vous dois,

Gerald MacGuire

Hôtel de Crillon, Paris, 6 février 1934

Des cris dans l'hôtel ! Je mets du temps à comprendre ce que le personnel hurle. Dehors, la nuit est tombée dans un terrible fracas. Francine pleure. Robert tente en vain de la consoler. « Corentine, c'est Corentine ! » Une femme est allongée dans le couloir. Elle porte la tenue noir et blanc des femmes de chambre. Et le rouge, partout. Son sang. « Appelez les secours, appelez les secours ! » crie-t-on à la volée. Mais c'est trop tard. Corentine est morte. Une balle tirée depuis la place de la Concorde l'a touchée mortellement. En pleine tête.

Comme nous tous, elle s'était mise au balcon pour regarder l'affrontement. Il y a une heure, c'était encore à peu près calme. La foule grossissait paisiblement. Les forces de l'ordre s'étaient massées sur le pont de la Concorde qui sépare la place du Palais-Bourbon. On n'y voyait presque rien, si ce n'était les torches de magnésium qui scintillaient et éclairaient les visages des manifestants, qui n'avaient pas l'air de mauvais bougres, mais plutôt de citoyens mécontents. Certainement pas des révolutionnaires, enfin si les révolutionnaires ont des têtes de révolutionnaires... Au bout d'un moment, des groupes se mirent à lancer des pavés qu'ils décrochaient de la chaussée. Les forces de l'ordre reculèrent. Un autobus dont on se demande ce qu'il faisait là fut incendié. Et les pompiers arrivés sur place furent à leur tour pris pour cible. Du balcon de la chambre de Francine et de Robert, on devinait que la foule commençait à forcer le passage sur le pont. Oh ! ce n'était pas toute la foule, mais les éléments les plus en colère. « Les plus politisés », précisa Robert.

Nous étions comme hypnotisés par le tumulte de la place. Et soudain, il devait être dix-neuf heures trente, des détonations. Comme un feu d'artifice. Je précise, comme le bouquet final d'un feu d'artifice tant les coups étaient rapprochés. « Ils tirent ! Les forces de l'ordre tirent sur la foule ! » L'excitation s'empara de Robert tandis que Francine se cachait le visage dans les mains. Moi, je ne parvenais pas à comprendre ce que je voyais. Ce furent les hurlements dans le couloir qui me sortirent de ma torpeur. « Corentine, c'est Corentine ! » Une balle tirée par un policier avait tué une jeune femme de chambre.

Nous sommes tous rentrés à l'intérieur. Pas question de rester une seconde de plus sur le balcon ou la terrasse. Trop dangereux.

– Mon vieux, nous vivons un moment d'histoire !

– Vous croyez ? Le 6 février 1934, nous pourrons dire que nous y étions, Robert ?

– Pour sûr ! Les manifestants ne prendront pas le Parlement, le feu est du côté du pouvoir. Mais la flamme est du côté du peuple !

À ces mots, Francine retrouve le sourire.

– Robert, vous avez un tel sens de la formule ! Vous pourriez prendre la tête des manifestants !

Robert lui saisit la main et, sans un mot, pose un baiser sur son front.

TROISIÈME PARTIE

52 Broadway, New York, fin mars 1934

J'ai retrouvé ma vie. Les affaires ne vont pas si mal, à Wall Street. L'Europe semble déjà loin. Ces quelques semaines ont passé comme un rêve. Nos amis ne me donnent aucune nouvelle. Drôle de parenthèse… Je ne saurai peut-être jamais ce qu'ils avaient derrière la tête, même si j'ai ma petite idée : proposer à Butler de renverser Roosevelt. Je ne vois rien d'autre qui justifierait mon voyage. Si c'est leur objectif, j'ai tiré quelques leçons de ce que j'ai vu en Europe. Je peux me tromper, mais un Mussolini ou un Hitler en Amérique, je n'y crois pas. Nous aimons trop la liberté et la démocratie pour nous jeter dans les bras d'un dictateur de ce genre-là.

En revanche, la France peut être une bonne voie à suivre. Les Croix-de-Feu m'ont impressionné. Avant de reprendre le bateau au Havre, j'ai pu assister à l'une de leurs réunions. La Rocque est un brave type, à la Butler. Vraiment, l'un me fait penser à l'autre. Il y a leur combat contre le désarmement, leur passé de haut gradés dans l'armée, leur attachement à la république, mais aussi leur critique du capitalisme. J'ai assisté à quelques discours de Butler et je peux vous dire que, depuis quelques années, l'argent pour l'argent le dégoûte au plus haut point. D'ailleurs, je me demande si le fait qu'un milliardaire et rentier comme Robert Sterling Clark soit de l'aventure n'a pas éloigné Butler de moi. Encore heureux qu'il ignore tout de Murphy, Morgan, du Pont ou Bush. Il partirait en courant ! Là, il est parti, mais en marchant. Je peux encore le rattraper ; pour lui dire quoi ? Lui parler de La Rocque sûrement, mais dans quel but ? La Rocque lui aussi déteste le capitalisme. À la tribune, il a lancé de belles formules, du genre : « Le capitalisme libéral crée des richesses en détruisant des valeurs. » Pas mal, non ? Et j'oubliais : il défend comme un forcené le bloc-or. Ça, nos amis de Wall Street, ça leur plairait.

J'ai appelé Doyle.

– Allô ?

J'avoue que ça m'a rassuré de l'entendre. Ce brave type est vivant. C'est aussi une bonne nouvelle pour moi. Il a dû être surpris de percevoir autant de joie dans ma voix. Peut-être avait-il eu des informations, lui ? J'en doutais beaucoup, mais tant qu'à faire autant agir. Il a rappliqué en quatrième vitesse. Évidemment, il a accepté d'aller boire quelques bières. À la troisième, il m'a avoué piteusement qu'il avait fait quelques confidences à un détective privé.

– Je sais, c'était une connerie. Mais le type était sympa.

– Sympa ? Mais Doyle, t'es un abruti ou quoi ? Sais-tu qui l'avait envoyé ?

– Non, j'ai pas demandé…

– OK, mon avis est fait, t'es vraiment un abruti ! Et tu lui as dit quoi, précisément ?

– Je sais plus trop, on devait en être à boire des gin-fizz… Disons que j'ai dû donner quelques noms… Le tien et celui de Murphy, je dirais…

– Bon Dieu, mais Murphy, à moins que tu sois tombé sur un détective privé encore plus abruti que toi, en moins de deux, c'est J.P. Morgan ! T'as conscience de la connerie que t'as faite ?

– Oui, je suis désolé, Jerry.

C'est la cata. Je me suis dit que c'était peut-être pour ça que je n'avais plus de nouvelles de personne. Et puis, alors que j'étais sur le point d'aller au bureau, mon téléphone a sonné. C'était Murphy. Je dois passer le voir. Quand ?

– Mais maintenant, vous devriez déjà être devant moi !

Et il a ri.

Une heure plus tard, me voilà en face de lui.

– Alors ce voyage en Europe, MacGuire ? Les Européennes sont-elles aussi *calientes* qu'on le dit ?

– Ah ça, c'est privé… Pour la partie publique, c'était passionnant. Les expériences fascistes sont des réussites totales ! Les rues sont propres, les économies repartent, les foules sont conquises.

– Très bien, très bien. Nous avons lu vos rapports. Intéressant, en effet. Nous allons nous réunir. Il est temps d'asséner le coup de grâce à ce vieux Butler. Il est mûr. C'est en tout cas ce que pensent Morgan et Clark. Votre présence n'est pas requise, mais vous serez bien entendu mis au courant de tout ce qui se décidera. Au fait, MacGuire, avez-vous des nouvelles de Doyle ?

Le sang afflue dans mes tempes. Je bafouille que non, enfin si, je l'ai croisé, il est tel qu'il est depuis toujours…

– La prochaine fois, saluez-le de ma part. Et interdisez-lui le gin-fizz. Les choses sont sous contrôle, mais heureusement que nous avons des amis communs.

Je suis en apnée. J'espère qu'il dit vrai. Que ce détective privé est corruptible. S'il ne l'est pas, il faudrait l'exposer dans un musée d'histoire naturelle comme une espèce en voie d'extinction.

En rentrant chez moi ce soir-là, je trouve une enveloppe sur mon paillasson. J'ai beau lui avoir dit sur tous les tons de mieux se comporter, le concierge n'en fait qu'à sa tête. Le timbre est allemand. Une fois à l'abri dans mon appartement, j'ouvre l'enveloppe. Une lettre signée Putzi. Il m'apprend que l'université de Harvard l'invite pour le vingt-cinquième anniversaire de sa promotion. Je dois garder le secret, me dit-il. Je suppose qu'il a alerté la terre entière, puisqu'il ne m'a écrit que pour ça, alors qu'en réalité cela m'importe peu. Il sera l'invité d'honneur de la cérémonie. Un ministre nazi à

Boston, ça va faire du grabuge, selon moi. Nos amis n'y sont sûrement pas pour rien. Ils tiennent Harvard. Ce sont eux qui ont imposé des quotas d'étudiants juifs. J'espère qu'il ne viendra pas dans son étrange tenue…

Mon Dieu, quelle journée je viens de passer. Ma vie ne m'appartient à nouveau plus, et je dois avouer que cela me convient très bien.

23 Wall Street, New York, quelques jours plus tard

La porte est fermée, si bien qu'on n'entend rien de ce qu'il se dit dans le bureau où se sont installés une dizaine d'hommes. Vitrée et de style Art déco, elle offre cependant une vue parfaite. Pour une fois, c'est Irénée du Pont qui parle. Il s'agite. On n'imaginerait rien de tel de la part de ce petit homme sec paré de lunettes aux fines montures. Ses bras font des ronds dans l'air. Les autres l'écoutent, figés. Enfin, J.P. Morgan se lève et pose la main sur l'épaule d'Irénée du Pont. La porte s'ouvre. C'est Prescott Bush.

– Messieurs, pardonnez ce retard, lance-t-il, essoufflé. Une affaire de dernière minute m'a retenu à la banque. Qu'ai-je manqué ?

– Vous êtes pardonné, Prescott, mais vous venez de rater un moment rare. Irénée s'est énervé. Irénée, voulez-vous résumer pour notre ami ?…

Encore rougi par la colère, l'industriel invite Morgan à s'en charger.

– D'accord. Pour faire court, il nous a laissés à la manœuvre depuis le début, et je reprends ses mots : « C'est un fiasco ! » Ce MacGuire nous a « rackettés », c'est encore son mot. Le voyage en Europe était inutile. Il a lu le rapport, et il n'y a rien que nous n'aurions appris en posant nous-mêmes la question à nos amis européens. Butler ne nous a dit qu'un mot : non. Le Gold Standard est mort. Roosevelt nous taxe comme un fou. Nous sommes ridicules. Voilà en quelques mots ce que vous avez manqué, mon cher Bush.

– J'avoue partager l'esprit de ce constat, surtout la dernière partie. Et vous, qu'en dites-vous ?

– Que répondez-vous, voulez-vous plutôt dire ?... C'est donc notre procès, à Robert et moi ? Robert, voulez-vous prendre la parole ?

– Je vous la laisse, vous semblez bien parti...

– Oui, je vous le concède, nous avons connu peu de succès depuis l'arrivée au pouvoir du duo Rosenfeld-Baruch. Mais je n'accepte pas que vous remettiez en cause une stratégie que vous aviez validée. *Qui tacet consentire videtur*, comme le disait si justement le pape Boniface VIII. Vous savez, c'est celui qui s'était opposé de toutes ses forces au roi de France Philippe le Bel... Je pourrais en parler des heures, mais je sens que vous n'êtes pas là pour ça. Donc, cette stratégie, vous l'avez validée. Et MacGuire a fait du sacré bon boulot. Butler l'aime bien, et, comme le dit Robert, l'hameçon est ferré. Il faut porter l'estocade. Nous sommes allés si loin que nous ne pouvons pas reculer. Souhaitez-vous reculer, Irénée ?

– Non, naturellement non, c'est juste que…

– Inutile de répéter vos arguments, nous les avons tous parfaitement entendus, enfin à l'exception de Bush. Alors, si nous sommes tous d'accord, avançons.

Morgan, soutenu par Clark, détaille l'ultime étape. La proposition finale que MacGuire doit soumettre à Butler. Une proposition que le général ne pourra pas refuser tant elle sera tentante. Irénée du Pont fait une moue, que personne ne remarque. Tant mieux. Avant de congédier tout le monde, du Pont prend la parole :

– Messieurs, vous avez tous eu vent de la nouvelle organisation que nous mettons sur pied. Il nous faut aller vite. Vous avez vu le Madison Square Garden rempli de youpins qui se sont permis de faire le procès d'Adolf Hitler ? Des nains face à un géant. Et à la radio, en prime. Évidemment, ils l'ont condamné pour « grave crime contre la civilisation ». C'est le monde à l'envers ! Nos ennemis se mobilisent. Avançons, donc. Et je le répète, vite. Beaucoup de nos amis, sinon tous, sont partants. On va crouler sous les dollars. Mais il faut être habile. L'idée est de mettre en avant des démocrates. Rosenfeld sera placé face à ses contradictions, il ne pourra pas hurler à la manœuvre politique juste avant les élections de mi-mandat qui auront lieu en novembre. S'il perd la majorité au Congrès, c'en est fini de son pouvoir et les républicains peuvent espérer reprendre le pouvoir en 1936. Votre, pardon, notre Butler, c'est une roue de secours si ça ne se passe pas comme prévu, n'est-ce pas ? Reste à trouver un nom à notre organisation. Si vous avez des idées, n'hésitez pas. Jack Pierpont, vous semblez en verve aujourd'hui, une idée ?

J.P. Morgan lève les yeux au ciel.

– Très drôle. Permettez-moi juste une question : quand vous parlez des démocrates, avez-vous des noms à nous donner, histoire de nous faire saliver ?

– Que diriez-vous d'anciens candidats à l'élection présidentielle ? Avouez que ça aurait de l'allure, non ?

La Maison Blanche, 9 mai 1934

Comme à son habitude, le président reste à son bureau alors que ses invités pénètrent un à un dans le Bureau ovale. Ici, Franklin Delano Roosevelt n'a pas besoin de donner l'illusion qu'il marche. Inutile de glisser des kilos d'acier dans chacune des jambes de son pantalon. Inutile aussi de s'appuyer sur quelqu'un de costaud pour faire croire qu'il se déplace debout. Le fauteuil roulant a remplacé la chaise d'Herbert Hoover. L'entourent le ministre de la Justice, Homer Cummings, celui de l'Économie, Henry Morgenthau Jr., la ministre du Travail, Frances Perkins, le chef des services secrets, William Herman Moran, et le directeur de ce qui deviendrait l'année suivante le FBI, J. Edgar Hoover. Ce dernier affiche le sourire de l'homme satisfait de son pouvoir. En saluant le président, il lui lance suffisamment fort pour que tout le monde puisse entendre :

– Monsieur le Président, la législation sur le crime est parfaite. Nos hommes seront désormais armés comme il le faut. Mes agents vous en sont reconnaissants.

Henry Morgenthau ne cache pas son agacement. Lui qui tente depuis des semaines d'imposer la création d'une superagence destinée à enquêter sur le crime organisé et la corruption au sein du gouvernement, il a vu tous ses efforts réduits à néant par l'opposition de J. Edgar Hoover qui craignait que son service fédéral de police judiciaire ne soit éclipsé. Ça, c'était la raison presque officielle. Pour Morgenthau, Hoover voulait surtout conserver la mainmise sur la mafia, histoire de peser de tout son poids sur le personnel politique et de se maintenir *ad vitam aeternam* à son poste.

Frances Perkins, la première femme de l'histoire à intégrer un cabinet présidentiel, observe ce duo avec amusement. Un combat de coqs. Elle sait parfaitement qu'ils ne la respectent pas. Une femme ! Alors, elle se fait discrète, œuvrant à la mise au point de sa législation sociale en dialoguant directement avec le président.

D'un regard, Roosevelt indique à Perkins qu'il partage son sentiment. Et qu'il est temps d'avancer. Il a convoqué tout ce beau monde pour une raison bien précise. Le président déteste perdre du temps.

– Messieurs, madame, je vous ai convoqués pour vous poser une question simple et directe. Les groupes nazis sévissant aux États-Unis devraient-ils faire l'objet de poursuites ? Qui veut prendre la parole en premier ?

Dans ce genre de situation, les caractères des uns et des autres se révèlent. Frances Perkins aimerait prendre la parole mais préfère qu'un homme se lance d'abord.

Les ministres sont hésitants. Le vieux chef des services secrets paraît ailleurs. J. Edgar Hoover, qui se pense, peut-être, plus puissant que le président des États-Unis lui-même, s'éclaircit la gorge. Tous les regards se tournent vers lui :

– Si je peux me permettre, monsieur le Président, je considère, du point de vue de mon service, que les dangers sont réels, et que votre question est donc parfaitement pertinente…

Tous les autres acquiescent d'un signe de la tête ou d'un mot. Hoover poursuit :

– Cela dit, les communistes sont, selon nous, le principal danger.

– Certes, mais cela ne doit pas être une manière de minorer la menace que les nazis font peser sur nos compatriotes, et notamment nos compatriotes juifs.

– Naturellement, madame la ministre, naturellement. Nous protégeons les Juifs comme les Américains…

Morgenthau n'en peut plus. De confession juive, il s'emporte tout en tentant de contenir sa colère :

– Ils ne sont pas moins américains que d'autres !

– Je n'ai pas dit le contraire, monsieur Morgenthau. Je comprends que cette question vous touche personnellement…

– C'est une question qui ne devrait pas toucher que les Juifs.

Le président décide de reprendre la main.

– Monsieur William Herman Moran, dites-nous ce que vous savez de la structuration du parti hitlérien dans notre pays.

L'indéboulonnable chef des services secrets s'exécute avec un air de bon élève.

– Bien, monsieur le Président. Les choses sont assez claires et bien documentées. Les Amis de la Nouvelle-Allemagne sont la branche américaine du NDAP, le parti nazi. Elle a été créée sur ordre direct de Rudolf Hess, un des proches d'Hitler lui-même. Ils vouent naturellement un culte au Führer. Ils ont lancé il y a quelques mois un appel au boycott des entreprises juives dans le quartier allemand de Yorkville, à Manhattan…

– Avec quels résultats, monsieur Moran ? le coupe Morgenthau.

– Monsieur Morgenthau, les commerces juifs ont souffert. Certains ont fermé. Dans un rapport qui m'a été adressé, et que j'ai sur moi, voici ce qu'a déclaré un libraire du quartier : « Pour illustrer l'attitude des Germano-Américains : il y a quelques jours, deux filles sont entrées dans le magasin. Elles ont choisi les livres qu'elles voulaient, lorsqu'une d'elles m'a regardé et a dit à sa compagne : "C'est un Juif. On ne devrait pas acheter ici." L'autre lui a répondu : "C'est un Juif, mais il vend des produits allemands." La première a conclu la conversation en disant : "Les Allemands n'achètent plus chez les Juifs." Et les deux sont parties sans acheter quoi que ce soit. »

J. Edgar Hoover intervient, visiblement agacé par la tournure de la discussion.

– Permettez-moi tout de même de préciser que Heinz Spanknöbel, un nazi allemand vivant aux États-Unis et à l'origine des Amis de la Nouvelle-Allemagne, ne vit plus sur notre territoire. Il en a été expulsé l'an dernier. Et un certain Walter Kauf, son garde du corps, est en prison pour port illicite d'arme. Et vous n'ignorez pas qu'œuvre depuis quelques mois une Commission sur les activités antiaméricaines, autorisée à enquêter sur la propagande nationale-socialiste et certaines autres activités de propagande. Elle tient des auditions réunissant la plupart des personnalités majeures du mouvement fasciste américain. Bref, quand je vous dis que la législation est suffisamment solide, c'est de cela que je parle.

– Merci, monsieur le directeur. Nous sommes tous d'accord, messieurs, madame ? Tout est sous contrôle ? Monsieur Morgenthau, je vous vois contrarié…

– Contrarié, non, monsieur le Président. Mais je pense que le fascisme aux États-Unis ne saurait se résumer à une organisation ouvertement nazie. Notre société est profondément pénétrée par la haine des Juifs, n'en déplaise à M. Hoover…

– Mais…

– Poursuivez, monsieur Morgenthau, poursuivez.

– Merci, monsieur le Président. Savez-vous que, par exemple, dans un mois, l'université de Harvard accueillera en grande pompe un ministre nazi ? Eh oui. Un certain Ernst Hanfstaengl…

Le regard de Roosevelt s'illumine.

– Putzi ! Nous étions ensemble à Harvard. Un sacré personnage, celui-là. Jamais je ne l'aurais imaginé un jour à un tel rang, et qui plus est en Allemagne. Un clown, un dilettante, un assez bon pianiste… Dans un mois à Boston, dites-vous ?

– Les organisations juives sont vent debout. Mais elles sont incapables d'empêcher cette invitation honteuse. Nous partageons tous cet avis ? Cette invitation est bien honteuse, monsieur Hoover ?

– Bien sûr. Mais l'université est libre d'inviter qui elle veut. Et pardonnez-moi mais je ne vois rien d'illégal là-dedans. En revanche, s'il y a des manifestations hostiles, nous serons vigilants pour les prévenir. Et puis, monsieur le Président, à quelques mois des élections de mi-mandat, je vous déconseillerais de vous aliéner l'électorat américain d'origine allemande ou italienne. Après novembre, vous aurez le champ libre.

– Attendre, toujours attendre ! Vous ne mesurez pas ce que vivent les Juifs dans ce pays. Écoutez aussi les émissions de radio de Charles Coughlin. Vous aurez un joli aperçu de l'antisémitisme dans notre beau pays. Et j'oubliais les Silver Shirts de William Dudley Pelley, les adorateurs d'Hitler. Ils seraient dix mille…

– Quinze mille, monsieur Morgenthau.

– Merci pour la précision, monsieur Moran, c'est donc encore pire que je ne le pensais !

– Oui, enfin, nous ne restons pas les bras croisés, fulmine Hoover. Ce Pelley et ses acolytes sont entendus régulièrement, et pardon mais on a affaire à un dingue qui est persuadé qu'il a la capacité de léviter…

– Ah ! Alors si c'est un dingue, ce n'est pas grave ! Hitler est parfaitement sain d'esprit selon vous, je suppose ?

– Monsieur Morgenthau…, soupire Roosevelt.

– Ah, et monsieur Hoover, vous feriez mieux de surveiller vos agents. Certains nazis américains auraient infiltré votre prestigieux service… Enfin, ce ne sont que des on-dit, mais à ce que je sache, c'est arrivé jusqu'aux oreilles de notre chef des services secrets ici présent…

Hoover a la mine de qui veut en découdre. D'un geste, William Herman Moran pose la main sur son épaule et prend très calmement la parole :

– Ni moi ni personne des services secrets ne commente des rumeurs. Et nous travaillons en bonne intelligence avec le Bureau of Investigation et donc son directeur. Soit vous ne nous apprenez rien, soit ce sont des racontars, monsieur Morgenthau.

Le président regarde la petite horloge posée sur son bureau. Il est temps de conclure cette réunion.

– Bien, merci à tous. Il est légitime de surveiller la situation des Juifs en Amérique. Il l'est aussi de ne pas entraver la liberté d'expression, sauf si elle emprunte des voies illégales. La communauté juive est puissante dans notre pays. Votre présence, monsieur Morgenthau, ou celle de Bernard Baruch en sont la preuve irréfutable. Restons prudents, vigilants et fidèles à nos valeurs.

Cinquième Avenue, New York, un mois plus tard

Les trois frères se tiennent debout. Pierre, Lammot et Irénée sont heureux de leur trouvaille. Les héritiers du Pont, un géant des explosifs et du textile, ont enfin un nom pour la grande organisation qu'ils s'apprêtent à financer. L'« American Liberty League » ! Brillant. Qui l'a inventée ? Les bonnes idées ont cent pères. Les mauvaises, aucun. Mais une chose est certaine, l'idée de cette organisation est née ici, dans cette entreprise et dans cette entreprise seule. Et cette idée vient de la crainte de voir disparaître ce qui fait l'Amérique.

Le « New Deal » : rien qu'en prononçant ces mots, les visages des frères grimacent. C'était il y a quelques mois seulement. Les démocrates célébraient le premier anniversaire de l'installation de Roosevelt à la Maison Blanche. Chez les du Pont, on s'inquiétait. Et pas que les trois frères. Robert Ruliph Morgan Carpenter, qui avait épousé leur sœur Margaretta et effectué toute sa carrière dans l'entreprise familiale jusqu'au poste de vice-président, avait écrit à John J. Raskob, lui aussi membre du conseil d'administration de l'entreprise :

> *Cinq nègres de chez moi, en Caroline du Sud, ont refusé de venir travailler ce printemps, arguant qu'ils se feraient facilement embaucher par l'État avec de meilleures conditions. Ce n'est pas tout : un cuisinier de ma résidence de Fort Myers vient de démissionner parce que l'État le paye un dollar de l'heure en tant que peintre en bâtiment…*

Raskob s'était étouffé. Roosevelt détruisait l'ordre établi depuis toujours dans le pays. Si Carpenter avait choisi d'écrire à cet homme, c'est qu'il le pensait capable de peser sur les décisions du président.

Il faut ici préciser que John J. Raskob, directeur financier chez DuPont, principal actionnaire de la firme automobile General Motors, s'était lancé dans l'arène politique en 1928 en soutenant le candidat démocrate Al Smith. En retour, ce dernier avait fait de Raskob le président du Comité national démocrate, une fonction prestigieuse qu'il occupa jusqu'en 1932. Carpenter ignorait qu'il avait quitté le parti démocrate après l'élection de Roosevelt, qu'il n'avait soutenu que pour la forme.

La lettre de Carpenter eut l'effet d'un détonateur pour Raskob. S'il n'avait pas l'oreille de Roosevelt, il imagina pouvoir faire pression différemment sur le président. À peine la lettre reçue, il répondit à son expéditeur :

> *Nous ne pouvons pas faire grand-chose, mais je pense que si des groupes comme General Motors et DuPont, suivis par d'autres grands industriels, s'organisaient pour éduquer le peuple à la valeur du travail et encourager les gens à devenir riches, alors nous pourrions nous opposer à ces communistes qui poussent les gens à croire que tous les hommes d'affaires sont des escrocs.*

D'un simple échange de lettres, l'affaire était lancée. Les frères du Pont, enchantés d'une telle démarche, s'embarquèrent sans hésiter dans l'aventure, aussitôt rejoints par Alfred P. Sloan, le patron de General Motors, soulagé de voir Raskob se détourner des sirènes démocrates. Pour Irénée du Pont, cette nouvelle organisation, qu'il concevait comme une machine de guerre en vue de la présidentielle de 1936, était bien plus sûre que la curieuse focalisation sur le général Butler. L'idée de génie était de se cacher derrière des démocrates. Al Smith fut facile à convaincre. Il haïssait Roosevelt qu'il avait affronté lors de la primaire du parti en 1932. Il avait pris goût à l'argent et aux affaires depuis que, la nuit de sa défaite en 1928, Raskob, l'un des investisseurs avec notamment Pierre du Pont, l'avait nommé directeur de la compagnie en charge de l'édification de l'Empire State Building. L'image d'ami des Juifs qui collait à Al Smith depuis les années 1920 et ses propos publics contre l'antisémitisme hitlérien en 1933 faisait de lui le parfait cheval de Troie de l'American

Liberty League. À la tête de l'organisation, les du Pont choisirent un autre grand démocrate, Jouett Shouse, qui avait travaillé dans l'Administration de Woodrow Wilson et soutenu Roosevelt en 1932. Les industriels devaient rester le plus longtemps possible dans l'ombre.

Voilà ce que se disent les trois frères en partageant une coupe de champagne. Pierre, l'aîné, trinque à l'American Liberty League. Irénée prend la parole :

– Mes frères, Pierre, Lammot, nous nous engageons dans la voie du renouveau de notre pays. Notre argent doit servir à abréger l'expérience Roosevelt. Quatre ans, c'est déjà presque trop. Dans le sud des États-Unis, la colère des démocrates liée au désordre racial conduira beaucoup d'entre eux à s'éloigner du président. Alfred P. Sloan a, quant à lui, un agenda idéologique plus vaste que je partage très largement. Nous le verrons bientôt. Mais j'attire votre attention sur l'exigence de discrétion. N'allons pas agiter de chiffons bruns, si vous voyez ce que je veux dire. Le seul chiffon que nous devons agiter publiquement est le rouge, que notre action doit renvoyer hors de nos frontières.

Pierre boit une gorgée puis, à son tour, prononce quelques mots :

– Tu as raison, Irénée. La discrétion est le maître mot. Ce que nous faisons avec la Black Legion[1] est un

1. Née dans les années 1920, la Black Legion était une organisation suprémaciste blanche d'une très grande violence, basée dans

modèle pour cette nouvelle organisation. Nous aurons du mal à masquer notre financement de… comment dites-vous déjà ?

– L'American Liberty League.

– Oui, merci, Lammot, l'American Liberty League. Ouvrons-la à des dizaines, des centaines de contributeurs. Cela noiera notre implication.

---

les centres industriels du Midwest, Detroit en tête. Des milliers de membres, dont de nombreux déçus du Ku Klux Klan, visé par des scandales sexuels, se réunissaient tout de noir vêtus avec des coiffes arborant une tête de mort. Ils haïssaient les nouveaux immigrés, les Juifs, les Noirs et les syndicats. General Motors, alors détenu par DuPont, a largement financé la Black Legion pour briser les grèves.

30 Rockefeller Plaza, New York, 4 juillet 1934

Alfred P. Sloan ouvre grand les bras et enlace Irénée du Pont. Pendant qu'il le tient encore contre lui, il commence à parler d'une voix profonde :

– C'est un grand jour pour l'Amérique.

Sloan libère Irénée visiblement peu habitué à ce genre d'effusions.

– Un grand jour parce que nous célébrons l'indépendance de notre beau et grand pays. Un grand jour aussi parce que nous sommes sur le point de lancer l'American Liberty League qui, d'une certaine manière, nous offrira une nouvelle indépendance. Une Amérique qui retrouvera sa liberté, son esprit et ses valeurs !

– Avec notre argent…

Sloan éclate de rire.

– C'est juste, Irénée. Mais l'argent, c'est aussi celui que crache General Motors que votre serviteur a mis sur de bons rails, non ? Ne suis-je pas le « roi du management moderne » ?

Sloan prononce cette formule en mimant des guillemets avec ses doigts.

– Bien sûr, je vous taquine. Nous sommes ravis de vous savoir à la tête de General Motors, et pour très longtemps j'espère. Comment vont nos affaires en Europe, d'ailleurs ?

– Je vous vois venir : Opel ! Le rachat était audacieux en 1929, il se révèle miraculeux aujourd'hui. Notre filiale allemande croule sous les dollars, pardon, les reichsmarks. L'Allemagne nazie est une bénédiction pour nos affaires. Adolf Hitler est un dirigeant fort, occupé à sortir le peuple allemand du désert de son ancienne misère économique, non pas par la violence et la terreur, mais avec une planification intelligente et une façon fondamentalement saine de gouverner. Et pas besoin de Black Legion pour s'occuper des syndicats en Allemagne, ils sont interdits !

À nouveau, Sloan éclate de rire. Irénée esquisse un sourire. Sloan reprend :

– N'est-ce pas extraordinaire d'imaginer que les bénéfices d'Opel vont en partie permettre de financer chez nous, ici en Amérique, l'American Liberty League et toutes les structures qui s'y adosseront ?

– Justement, Sloan, c'est de cela que je voulais vous parler. Je crains, nous craignons, que toute cette nébuleuse ne jette un voile sombre sur notre réputation.

– Mais rassurez-vous, les du Pont ! Mes équipes ont travaillé à des schémas quasi intraçables. La vitrine, c'est l'American Liberty League, dont les six dirigeants sont des démocrates irréprochables. C'est casher ! Personne ne nous reprochera de mettre quelques dollars dans une organisation qui se présente comme apolitique, défendant la liberté d'expression, la libre entreprise et s'inquiétant de la bureaucratie liberticide ! En revanche, et c'est ce qui est beau dans notre pays, un peu de l'argent de la League peut être discrètement utilisé par d'autres organisations moins… disons moins…

– Casher ?

Troisième éclat de rire de Sloan.

– Voilà, absolument ! J'ai travaillé sur une liste d'organisations dont nous partageons les valeurs et qui, pour certaines, sont déjà en partie financées par nous et nos amis.

Irénée attrape la feuille de papier à petits carreaux que lui tend Sloan.

– Voyons… Les Sentinelles de la République, très bien. Même si nos amis John Howard Pew, le président de la Sun Oil, le banquier Alexander Lincoln et Raymond Pitcairn, le président de la Pittsburgh Plate Glass Company, pourraient se débrouiller sans notre argent…

– Bien sûr, mais il s'agit aussi d'un symbole. Nous œuvrons ensemble au relèvement de la nation. J'ai personnellement fait un chèque de mille dollars.

– Ce n'est pas prudent, monsieur Sloan.

– L'ordre de mon chèque n'était pas les Sentinelles de la République, mais l'un de ses membres. Un petit don à un ami, c'est interdit dans notre pays désormais ?

Ajustant ses lunettes, Irénée continue la lecture.

– Donc, les Sentinelles de la République, les Croisés pour la liberté économique et leur branche militaire, dirigée par George W. Christians, OK… Le Comité du Sud chargé de faire respecter la Constitution ? Ça, je ne connais pas. Qu'est-ce que c'est ?

– Une nouvelle organisation qui vise à détourner le vieux Sud démocrate de Roosevelt. Ils haïssent sa politique raciale et sont bourrés d'imagination. Récemment, ils m'ont parlé d'une photo où l'on voit Eleanor Roosevelt se rendre à une réunion de nègres avec un nègre à son bras. Ce genre de choses, dans le Sud, ils aiment moyennement !

– Tout me convient, monsieur Sloan, à condition…

– … d'être discrets. Je crois avoir compris, oui. Les youpins, les nègres et les rouges devraient profiter de leurs derniers jours de calme. Nous allons reprendre le contrôle.

Irénée sourit, plus franchement cette fois-ci.

– La naissance de l'American Liberty League sera annoncée le 22 août prochain depuis New York, conclut Sloan en raccompagnant du Pont à la porte.

– Le 22 août ? s'étonne Irénée.

– Oui, pourquoi, c'est votre anniversaire ?

– Amusant… Non, mais ce sera une sacrée journée. Je dois passer quelques coups de fil à nos amis.

Philadelphie, Pennsylvanie, 22 août 1934

Je ne m'y attendais plus. Je dois avouer que je l'avais presque sorti de ma mémoire. Mais à peine avais-je décroché le combiné que j'ai su qui était au bout du fil. C'était hier, en fin d'après-midi, et Gerald MacGuire se rappelait à mon bon souvenir. Se voir, très vite. Urgent. Dès que possible. Ce soir ? Demain ? Son empressement était suspect, il a piqué ma curiosité. Voulait-il me raconter ses vacances en Europe ? Cette pensée me fit sourire au moment où je lui proposais de me rejoindre le lendemain, aujourd'hui donc, au Bellevue Hotel de Philadelphie.

C'est un grand hôtel de style néoclassique à l'intérieur duquel se cache un discret café. J'y suis depuis quelques minutes, en avance comme à mon habitude. MacGuire ne devrait plus tarder. J'ai le sentiment que c'est la dernière fois que je le rencontre. Le ton de sa voix au téléphone n'était pas le même qu'avant. J'ai prévenu mon ami Eli Zachary Dimitman avec qui j'écris *La guerre est un racket*. On n'est jamais assez prudent.

Au loin, j'aperçois MacGuire. Il paraît hésitant tant le café semble abandonné. Je suis le seul client, et probablement depuis un moment. D'un geste de la main, il me signifie qu'il m'a vu.

– MacGuire, cela fait une éternité !

Il s'installe en face de moi.

– Mon général. C'était en effet encore en 1933, non ?

– Oh, vous savez, à mon âge, les dates… Quelques mois, c'est certain. Alors, quoi de neuf ? Qu'allez-vous encore essayer d'obtenir en vain de moi ?

– Ne me découragez pas avant même que j'aie ouvert la bouche ! Je viens avec une proposition que vous ne pourrez refuser.

Nous rions de bon cœur, comme de vieux copains. Naturellement, tout cela est factice. Je suis sur mes gardes. Maintenant que je connais ses liens avec Wall Street, je me méfie plus que jamais.

– Je vous écoute, Gerald. Mais faites vite, s'il vous plaît, ma femme m'attend pour aller au théâtre.

– Bien sûr. Permettez-moi d'abord de vous raconter mon voyage en Europe… J'en reviens avec la certitude que la réponse à la grave crise économique et sociale à laquelle nos vétérans font face ne se trouve pas dans le socialisme proposé par l'Administration Roosevelt. En Italie et en Allemagne, j'ai rencontré d'anciens soldats qui ont recouvré leur dignité, leur honneur. C'était même, croyez-moi, émouvant de voir le sourire sur ces visages qui portent parfois encore et pour toujours les traces de nos combats passés.

– Je veux bien le croire…

Un ange passe, puis un deuxième, avant que MacGuire daigne reprendre son monologue :

– En Italie, les vétérans sont l'assise du pouvoir de Mussolini. Sans eux, il n'est rien. N'est-ce pas magnifique ? S'il a besoin d'eux, ils répondront présents. Ils sont pour ainsi dire sa colonne vertébrale. En Allemagne aussi, Hitler a su parler aux vétérans et les choyer. Il les a portés au pouvoir. Les soldats sont partout et assurent un ordre impeccable. Mais voyez-vous, ni l'Italie ni l'Allemagne n'offrent de modèle pour notre pays. Nous sommes trop attachés à notre liberté, à notre individualisme et à la république…

– C'est évident. Vous parlez d'or, mon cher Gerald. Je n'ai jamais cru qu'un dictateur, si généreux soit-il avec nos frères d'armes, aurait sa place en Amérique, jamais !

J'avoue mon soulagement. J'ai craint jusqu'à cet instant qu'il m'imaginait en Mussolini ou pire en Hitler américain ! En revanche, le brouillard s'accumule sur la raison de notre rencontre.

– Puis je suis arrivé à Paris, et j'y ai trouvé l'organisation dont nous avons besoin chez nous. On les appelle les Croix-de-Feu, je vous en ai déjà parlé dans l'une de mes lettres. Les hommes qui composent cette association sont essentiellement des officiers et des sous-officiers. C'est une « super-organisation » de vétérans.

Ils sont cinq cent mille. À leur tête, le colonel François de La Rocque. Et chacun des cinq cent mille est à la tête de dix autres hommes. Cela fait donc cinq millions d'hommes. Cinq millions d'hommes et donc cinq millions de voix ! Parce que leur attachement à la république est fort. Pas question d'une dictature. Imaginez cela chez nous ! Les vétérans auraient au pouvoir quelqu'un qui leur devrait son élection ! Plus besoin de Bonus Army : nous serions la Bonus Nation !

– Mmmm, soit. Intéressant…, attirant même… Vous voulez donc gagner les élections de 1936 avec ce genre de choses ?

– Non, nous voulons soutenir le président Roosevelt avec ces millions de soldats.

Un choc. J'ai du mal à cacher ma stupéfaction.

– Vous soutenez le président Roosevelt, maintenant ? Dites donc, ce voyage en Europe vous aura profondément transformé, MacGuire. La dernière fois que nous nous sommes vus, vous paraissiez sacrément remonté contre lui…

– C'est que désormais il va être de notre côté.

MacGuire me perd dans ses conjectures. Si je résume, il veut mobiliser des soldats dans une organisation qui n'est pas loin du fascisme européen pour apporter son soutien à un président que ces mêmes fascistes préféreraient mort que vivant. Cela n'a aucun sens. Je le pousse à m'expliquer :

– Bien. Et que faites-vous avec ces cinq cent mille hommes en Amérique ?

– Je vous le répète : ils apportent leur soutien au président Roosevelt.

– Mais le président a tout le peuple, pourquoi diable aurait-il besoin de ces hommes ?

– Vous ne comprenez donc pas que les choses ont changé ? Il a besoin d'argent pour tenir ses promesses. Mais il ne peut plus en trouver. Ce sont actuellement des obligations d'État, et il ne pourra pas maintenir son racket encore longtemps. Il doit soit obtenir de l'argent de notre part, soit changer le mode de financement du gouvernement, et nous allons nous assurer qu'il ne changera pas ce mode. Il ne le changera pas.

– Quand vous dites « de notre part », de quoi parlez-vous ? Ou plutôt, de qui ?

– De nos amis, dont je vous ai souvent parlé, quoique de manière imprécise…

Tout ce qu'il me dit ne fait que me perdre davantage.

– Je vois. Revenons à ces soldats, ces cinq cent mille hommes. L'idée, c'est qu'ils fassent peur au président, c'est ça ? Afin qu'il leur confie le pouvoir ?

– Non, non, non, pas lui faire peur. Le soutenir si d'autres le menacent…

– Et comment le président expliquerait-il ce soudain changement de politique ? Parce que je suppose que cela implique un retour au Gold Standard et une baisse d'impôt pour les plus fortunés.

– Je ne rentrerai pas dans ces détails, mais c'est évidemment possible. Pour répondre à votre question, le président n'aura pas besoin d'expliquer quoi que ce soit. Nous allons l'aider à se mettre en retrait. Ne le trouvez-vous pas surmené ? Avec le handicap dont il souffre, la charge n'est-elle pas trop lourde ? Il pourrait avoir une sorte d'assistant, ou je ne sais comment l'appeler, mais un homme qui prendrait la responsabilité de ce changement politique. Et si ça ne marche pas, le président rejetterait sur lui la faute et le limogerait. Une sorte de secrétaire des Affaires générales. Et je suis persuadé que le peuple américain avalerait ça. Nous avons les journaux avec nous. Nous allons commencer une campagne de presse pour expliquer à quel point le président Roosevelt est fatigué, que sa santé se dégrade. Il n'y a qu'à le regarder attentivement pour voir toute l'étendue de sa faiblesse. En une seconde, le peuple américain tombera dans le panneau.

Un vertige me prend. De l'eau, un verre d'eau. MacGuire est inarrêtable. Il récite de mémoire un texte écrit par quelqu'un d'autre, je le sens. Mais il le fait avec une telle force qu'il ne peut qu'être convaincu par les folies qu'il profère. Ce mépris pour le peuple me donne la nausée. Peut-être parce que moi aussi j'ai mené des guerres sous des prétextes fallacieux, vendus par une presse vénale au service d'industriels sans foi ni loi. C'est peut-être pour cela qu'ils m'ont choisi. Ils me savent critique, mais je fais partie de cette histoire. Que je le veuille ou non, j'ai moi aussi asservi des peuples pour une poignée d'intérêts financiers. Je tente de faire bonne figure mais si je m'écoutais, je fuirais à toutes jambes et j'irais me jeter du haut d'un gratte-ciel de Philadelphie. Je dois me ressaisir. Peut-être MacGuire a-t-il deviné mon tourment ?

– Nous avons besoin d'un homme sur un cheval blanc ! reprend-il. Une sorte de dictateur au galop. Avec une armée pour sauver notre pays et le capitalisme. Roosevelt ne sera pas renversé ! Victor-Emmanuel III continue bien de régner malgré la prise de pouvoir de Mussolini. Au moins la moitié de l'American Legion et des Veterans of Foreign Wars vous suivront, mon général.

Tel un torero qui sent le taureau épuisé, MacGuire porte l'estocade.

– Mon général, je vous le demande avec tout le respect que je vous dois : êtes-vous prêt à prendre la tête de cette armée d'un demi-million d'hommes ?

Un gouffre sous mes pieds. Une carrière entière à mener des hommes au combat. À me faire aimer d'eux. À annoncer à leurs femmes qu'elles sont veuves, à leurs enfants qu'ils sont orphelins. À risquer la mort. À accepter les blessures. À aimer mon drapeau plus que moi-même. Je peux encore retarder l'échéance…

– Mais, Jerry (je ne sais pourquoi je l'appelle ainsi désormais), le président n'acceptera jamais de se mettre sur le bord de la route, de se contenter d'embrasser les bébés et d'inaugurer les ponts, jamais !

– Oh si, il acceptera, il acceptera…

– Je ne le pense sincèrement pas. Mais soit. Avez-vous la moindre idée du coût de ce que vous me proposez ?

– Nous avons trois millions de dollars pour démarrer. Et trois millions supplémentaires si nécessaire…

– Mais qui mettrait une somme pareille ?

– Vous vous souvenez de Robert Sterling Clark vous expliquant être prêt à mettre quinze millions pour éviter d'en perdre quinze autres ? Eh bien, ils sont plusieurs dans ce cas. Alors trois millions, ce n'est pas une somme délirante pour eux, je peux vous le dire.

Pour ne pas avoir à répondre à la question qu'il se pose, je poursuis :

– Mais cette somme ne permettra jamais de prendre soin de tous ces hommes, et pendant longtemps.

– Évidemment, l'État n'aura pas les moyens de leur verser une pension. Nous nous en occuperons nous-mêmes. Un simple soldat recevra dix dollars par mois, un gradé, trente-cinq. Nous les traiterons comme il se doit.

MacGuire revient à la charge. Je ne peux plus m'échapper. Je suis un boxeur acculé dans un coin du ring. Presque K-O debout. Mon bourreau sourit, gourmand à la simple idée du coup qu'il s'apprête à me décocher :

– Vous savez, général Butler, lors de mon séjour à Paris, j'ai passé beaucoup de temps au 31 boulevard Haussmann, à la banque Morgan & Harjes. C'est le bureau français de mon employeur ici à New York. Une grande réunion a eu lieu là-bas au sujet du… disons projet dont je vous parle aujourd'hui. Il faut que vous sachiez que si notre groupe est persuadé que vous êtes l'homme de la situation, vous ne faites pas l'unanimité. Selon eux, les intérêts de JP Morgan, mais pas J.P. Morgan lui-même, considèrent que vous parviendriez bien à unir les hommes, mais dans une direction contraire à celle que nous vous proposons. Ils ont un autre nom en tête…

– Ah oui ? Et qui donc ? Avez-vous le droit de me le dire ?

– Nous nous disons tout, n'est-ce pas ? Ils ne jurent que par Douglas MacArthur. Le général sera relevé de sa fonction de chef d'état-major de l'armée américaine en novembre. Si Roosevelt ne le prolonge pas, il sera très en colère et donc certainement très motivé à l'idée d'en découdre avec un président qu'il a beaucoup soutenu… Et vous n'êtes pas sans savoir que MacArthur est le gendre de Stotesbury, le représentant de JP Morgan ici à Philadelphie. Il est déjà l'un de leurs hommes, en un sens.

– Certes, mais cela fait beaucoup de « si ». Sans compter que je ne vois pas les soldats suivre un homme qui a envoyé l'armée pour déloger la Bonus Army à Washington il y a deux ans.

– Ils ont également cité MacNider. Il a l'avantage d'avoir un passé à la tête de l'American Legion de l'Iowa.

– Lui non plus ne parviendra pas à unifier les vétérans derrière lui : il s'est lui aussi opposé au bonus. Je connais les soldats.

– Mais oui ! Et c'est précisément parce que vous les connaissez et qu'ils vous aiment que vous êtes l'homme de la situation. Le seul. L'unique. Vous.

– Permettez-moi d'en savoir un peu plus sur ce que vous me proposez. Vous comprendrez que ce n'est pas une décision à prendre à la légère…

Plus j'aurai d'informations, plus je me protégerai. Malgré le trouble qui m'anime et le combat interne que MacGuire provoque en moi, je crois avoir, à la fin de ma vie, la possibilité unique de racheter mon âme, ma conscience. Il n'est pas question pour moi de me lancer dans cette aventure contraire à mes valeurs.

L'enfer m'était promis et voici que Dieu a envoyé cet homme pour m'offrir un chemin vers le paradis. Ou tout le moins, le purgatoire.

Même jour, même lieu, même heure

Butler a choisi un lieu étrange. Ce café paraît abandonné. Quel curieux type, somme toute. C'est le dernier acte de la pièce que des hommes éminemment plus puissants que moi m'ont écrite. Je connais le texte à la virgule près. Je l'ai répété des centaines de fois dans mon lit pour m'endormir. Le groupe a été très clair : « MacGuire, vous n'avez aucune latitude. Tout ce que vous dites est dans ce document. Apprenez-le par cœur. Qu'il fasse partie de vous. Nous savons que vous partagez nos idées. À vous de les faire vivre. Convaincre Butler doit être une idée fixe. Pour autant, ne déviez pas du texte au risque de tout faire rater. Bien sûr, le général risque de vous poser des questions. Répondez-y. Encore une fois, tout est dans le document. Nous comptons sur vous. Tous vos efforts n'ont pas été vains. Et bientôt vous aurez la récompense que vous méritez. Bon courage, MacGuire. »

C'est Murphy qui m'a donné les dernières indications. Clark m'a fait un clin d'œil. Morgan m'a tapé sur l'épaule. Les autres m'ont encouragé d'un mot. Je ne comprends toujours pas comment je me suis retrouvé dans une telle situation. J'aurai bientôt quarante ans et si tout se passe comme prévu, je pourrai me la couler douce jusqu'à la fin de ma vie, voire de celle d'après.

Depuis le début de notre échange, Butler me semble nerveux. Il ne peut deviner à quel point je le suis aussi. Alors je parle, comme un moulin, pour me libérer du poids du texte. Bientôt, il sera en sa possession. Je te passe le bébé, général.

Tout se passe pourtant comme prévu. Je sens qu'il résiste. Qu'il retarde le moment où je lui poserai la question. La seule qui compte. Murphy a deviné qu'elle plongerait Butler dans ses pensées. Nous sommes dans le même bateau. Voilà ce que je dois lui faire comprendre. Il a mordu à l'hameçon MacArthur. Il se prête au jeu. Il défend sa candidature. Je vais gagner. Peut-être une place au soleil. Ou au pouvoir, pourquoi pas ? N'est-ce pas moi qu'on a envoyé en Europe ? N'est-ce pas moi qui depuis des mois et des mois travaille au corps le général ? Ma récompense ne peut pas être que financière. Je crois que je ne me contenterai pas d'un compte en banque bien rempli, d'une tape sur l'épaule et d'une promesse de discrétion. Je suis sûr que vous me comprenez.

Butler me mitraille de questions. Certaines n'ont pas été prévues. Je dois improviser. J'en suis capable, bien entendu.

– Il y a une chose qui m'intrigue : comment allez-vous appeler l'organisation que je suis censé conduire ?

– Eh bien… je ne sais pas…

– Vraiment ? Rien n'est prévu ?

Je suis acculé. Bien sûr que c'est prévu. Irénée du Pont nous a tenus au courant de l'avancée de l'American Liberty League. Sa naissance est annoncée officiellement aujourd'hui, depuis Washington DC. Alors, bien qu'on m'ait dit de ne pas en parler, je me lance, prudemment.

– Si, bien sûr… Vous le saurez en ouvrant les journaux dans les jours qui viennent. Une organisation est en train de naître à l'heure qu'il est. Elle se donne pour mission de défendre ce qui a fait de nous la nation que nous sommes. Défendre la Constitution…

– Est-elle attaquée ? Par qui ?

– Il est toujours essentiel d'avoir des hommes de bonne volonté pour faire preuve de vigilance…

– Et qui sont ces hommes ?

– Essentiellement des démocrates. Cela doit vous rassurer, et cela rassurera le président. Je peux citer par exemple Al Smith…

Encore une surprise sortie du chapeau de MacGuire le magicien.

– Al Smith ? Mais que pense-t-il de tout ça ?

– Il est très enthousiaste. La préservation du climat des affaires est devenue importante pour lui depuis qu'il a quitté la politique. John J. Raskob lui a mis le pied à l'étrier avec l'Empire State Building. Il déjeune aujourd'hui plus souvent avec les du Pont qu'avec Roosevelt. Il a pris ses distances avec le pouvoir en place. Dans quelque temps, vous lirez une tribune véhémente qu'il a signée dans laquelle il rompt avec le président et dit tout le mal qu'il pense du New Deal. Mais il demeure un bon patriote qui aime et veut défendre son pays. Comme vous.

– Vous avez raison, cher Gerald. Vive l'Amérique !

Je sens une pointe d'ironie dans le ton de Butler. Mais l'heure n'est plus aux hésitations. Je me lance comme on se jette d'un ponton dans l'eau glacée du matin :

– Puis-je dire à mes amis que vous êtes de l'aventure ?

– Vous en doutiez ?

Newtown Square, Pennsylvanie, le soir même

Je suis abasourdi. Je n'ai même pas touché à mon café. Il était froid quand je l'ai approché de ma bouche. Remarquez, MacGuire non plus n'a rien bu. Nous nous sommes serré la main comme deux hommes qui scellent une alliance. Une longue poignée de main, les yeux dans les yeux.

Dimmy m'attend à la maison. Sa voiture est garée devant. Il doit plaisanter avec mon épouse en patientant.

Je ne sais pas si j'ai bien fait. Il m'est arrivé de douter sur un champ de bataille. Mais jamais de choisir entre le bien et le mal. Là, ils ont l'impression que j'ai pactisé avec eux. Je les imagine à Wall Street ou dans un restaurant cossu en train de célébrer leurs triomphes du jour : le lancement de leur organisation et un homme à sa tête, moi. Il me faut en passer par là pour espérer l'absolution de mes péchés. Sera-ce suffisant ? Dieu seul le sait.

Pour masquer mon état d'esprit à mon épouse qui ignore tout de cette affaire, j'ouvre la porte et lance un vibrant :

– Eli Zachary Dimitman, que faites-vous seul avec ma femme, et dans ma maison en plus ?

Les deux hurlent de rire. D'un geste, j'encourage Dimmy à me suivre dans le bureau, officiellement pour avancer sur notre livre.

– Alors, Smedley, vous me racontez ?

– C'est pire que je ne l'imaginais. Ou mieux, selon le côté duquel on se place…

Je lui raconte tout dans les moindres détails. C'est fou comme un état de concentration absolue stimule incroyablement la mémoire immédiate. Je rejoue le dialogue, allant jusqu'à imiter les intonations de voix et les gestes de MacGuire. À son tour, je remarque l'hyperattention de Dimmy. Lui comme moi avons le sentiment d'être au cœur de la grande histoire. Plus encore que lors de mes années sous les drapeaux.

À la fin de mon récit, Dimmy se lève en silence. Il arpente en long et en large mon bureau. Je le connais suffisamment pour savoir que je ne dois pas l'interrompre. Soudain, il s'immobilise, inspire par le nez, lève les yeux au ciel, puis :

– Il faut vous protéger.

– Vous pensez que je suis en danger ?

– Là, dans l'immédiat non, mais nous connaissons ceux qui vous ont fait la proposition. Ce ne sont pas des tendres.

– Ça…

– Et si votre décision n'a pas changé…

– Attendez, vous pensez que je vais monter sur un cheval blanc et galoper jusqu'à la Maison Blanche avec mes hommes ?

– Alors, il faut vous protéger. Sinon, ce sera parole contre parole. Vous n'avez finalement aucune preuve matérielle de ce que vous me dites. Les quelques lettres et cartes postales d'Europe envoyées par MacGuire ne contiennent aucune proposition précise. Ils sont suffisamment malins pour ne pas laisser de traces. Et comme la presse est aux mains de leurs amis, ils auront vite fait de vous dépeindre aux yeux du grand public comme un affabulateur en quête de notoriété.

– Comment me protéger, alors ?

– Il faut que MacGuire raconte son histoire à quelqu'un d'autre. Je ne vois pas d'autre moyen de crédibiliser votre parole.

– Qu'est-ce que diable vous avez en tête ? Parce que je ne vous cache pas que là, moi, je ne le vois vraiment pas vider son sac…

Dimmy reprend sa pérégrination dans mon bureau. Il rassemble ses idées, le poing presque fermé devant sa bouche. Il se fige devant moi.

– J'en suis parti il y a quelques années, mais j'ai encore de très bons contacts au *Philadelphia Inquirer*. Le journal est aujourd'hui géré depuis Paris par un certain Raymond Patenôtre, dont la fortune provient de sa mère, comme le journal d'ailleurs. Mais peu importe les détails, à ce stade du moins. Bref, Patenôtre, citoyen américain, a une partie de ses avoirs détenus ici par la banque JP Morgan et, sans être un de nos proches amis, il n'en demeure pas moins un homme qui ne nous inspire pas de défiance. Son journal continue de rouler pour les républicains et s'attaque régulièrement au New Deal dans ses colonnes. Avec la crise, l'*Inquirer* s'est rapproché du *Philadelphia Record*, leurs éditions dominicales ont même fusionné…

– Pourtant, le *Record* que je lis régulièrement soutient sans hésitation le président.

– Oui, mais que voulez-vous, la crise a des conséquences surprenantes. Je poursuis. Mon idée est que vous proposiez à MacGuire de parler à un journaliste…

– Il n'acceptera jamais.

– Sauf si cela vient de vous, si MacGuire est flatté par la proposition, si ses amis considèrent que c'est une bonne idée de commencer à vendre leur mystérieuse organisation de défense de la Constitution. Et qui plus est à un journal dont le patron est en affaires avec eux…

– Cela fait beaucoup de « si », mon cher Dimmy. Si je vous suis, on le dirige vers un reporter du *Record* en espérant qu'ils croient que c'est un reporter de l'*Inquirer*… S'ils découvrent que le patron du *Record* est un Juif libéral, vos espoirs tombent à l'eau !

– *Nos* espoirs, nos espoirs, Smedley. Mais je connais la nature humaine. Et vous allez voir que ce petit MacGuire succombera à la flatterie. Peut-être même qu'il n'en parlera pas à ses boss. Comme disent les Arabes : « Il faut flatter la vache avant de la traire. »

– Ah, je vais tenter de la retenir, celle-là ! J'aime beaucoup !

– Alors appelez la vache sans tarder.

Siège du Philadelphia Record, *une semaine plus tard*

Mon nom ne vous dira sûrement rien. Je m'appelle Paul Comly French. J'ai pourtant été un reporter lu et respecté à Philadelphie et à New York. Mes articles sur l'enlèvement du petit Lindbergh m'ont notamment valu une certaine notoriété.

Je viens de recevoir un coup de fil étrange, à la rédaction du *Philadelphia Record.* Ce n'est pas une très bonne période pour la presse. Notre journal, qui défendait des positions progressistes, pro-New Deal et anti-guerre, a dû se marier, ou plutôt se fiancer avec l'horrible *Inquirer* qui représente tout ce que nous détestons.

Cet appel est, je le pressens, le début d'une sacrée histoire. La voix de Dimmy m'a arraché un sourire. On partage des valeurs. Avec son débit de mitraillette, j'ai eu du mal à suivre. L'essentiel cependant m'est parvenu. Le général Butler devait m'appeler. Des révélations incroyables qui allaient plaire au reporter que j'étais. Je sais reconnaître une vraie information, c'est un sixième sens. Là, je n'avais pas de doute. Si un général m'appelait personnellement, ce n'était pas pour se lamenter du niveau des Phillies. C'était du lourd, du solide.

Comme prévu, peu de temps après, le vieux Butler m'a appelé pour tout balancer.

Je viens de raccrocher. Il ne s'arrêtait plus. J'ai essayé de prendre des notes : le Gold Standard, les biftons sur le lit, les deux types de la Légion qui se pointent chez lui, les lettres d'Europe, les milliardaires, le coup d'État. Je suis carrément abasourdi, au point qu'il a cru à plusieurs reprises que la liaison téléphonique était coupée. « Mais pourquoi me racontez-vous tout cela, général ? » je lui ai demandé alors qu'il achevait son monologue. Et c'est là qu'il m'a expliqué ce qu'il comptait faire et pourquoi il avait besoin de moi. Comme il est malin, il m'a fait comprendre que c'était aussi une opportunité en or pour moi. C'est vrai, mais il n'avait pas besoin de me le dire pour que je le sache. C'est toujours un peu vexant, ces dignitaires qui sont convaincus qu'à part eux, personne ne comprend rien. Et encore, Butler est l'un des moins perdus dans sa tour d'ivoire.

J'ai griffonné le numéro de Gerald MacGuire sur le coin de l'édition du jour. Le flatter comme on trait une vache ? Là, j'avoue que je n'ai rien pigé. Mais ça aussi je sais faire : flatter pour mettre à l'aise et obtenir des informations que même sous la torture je n'aurais jamais eues. Il ne va tout de même pas m'apprendre mon métier ! Est-ce que je lui explique, moi, la manière dont il faut prendre d'assaut une forteresse ? Allez, Paul, ne te vexe pas pour si peu. Prends ton téléphone et joue ton destin.

– Monsieur MacGuire ?

– Lui-même…

– Je me présente, Paul Comly French, je suis reporter à Philadelphie, pour le *Philadelphia… Inquirer.*

Ça a failli dérailler. Dimmy avait pourtant insisté, mais que voulez-vous, quand on appelle depuis des années au nom du *Philadelphia Record*, c'est comme un tatouage de bagnard. Presque indélébile. À son « Bonjour, monsieur », je note, déformation professionnelle, qu'il ne va pas me raccrocher au nez. Pour démarrer une conversation, c'est plutôt une bonne nouvelle.

– Le général Butler m'a conseillé de vous appeler. Nous avons un bon ami commun.

– Ah oui ? Le général est un ami. Les amis de mes amis ne le sont pas toujours, mais je vous écoute. Que désirez-vous ?

– Vous rencontrer.

– Mais dans quel but ? Que vous a dit le général ?

– Rien de précis, sinon que vous étiez une personnalité importante… en devenir. Voilà, « en devenir », ce sont les mots du général.

J'invente totalement, bien sûr. On n'attire pas un gros poisson avec un asticot, me répète sans cesse mon directeur, Tim O'Neill. Il faut juste veiller à ce que l'hameçon ne soit pas trop gros. À sa vue, un poisson malin aurait vite fait de s'enfuir. Je ne sais si l'hameçon est de la bonne taille ou si MacGuire n'est pas le plus malin de l'aquarium, mais il mord.

– C'est flatteur, mais je crois que cela reflète bien la situation. Remarquez, Butler, lui aussi, malgré son passé héroïque, est en devenir, si je puis dire. Je vous rappelle très bientôt, monsieur… monsieur ?

– Comly French, Paul. Voici mon numéro…

Comme prévu, dans un instant, il va appeler Butler qui va lui confirmer que je suis une personne de confiance. Mais le plus dur est devant nous. Il faut lui faire comprendre que parler à un journaliste, c'est non seulement un moyen d'exister dans cette histoire mais aussi un moyen de se protéger. Le flatter et lui faire peur.

Chestnut Street, Philadelphie, deux jours plus tard

Et puis quoi, je devrais tout dire à mes boss ? Ce qu'ils m'ont donné, ça représente quoi pour eux, dix dollars ? J'ai pris tous les risques. Je les ai protégés du mieux que j'ai pu. Doyle a ouvert sa bouche d'alcoolo, et même lui je l'ai protégé. Personne ne sait rien. Personne ne sait qui je suis. Et ça, Butler a raison, c'est dangereux pour nous deux. Oui, parce que, maintenant qu'il est partant, c'est nous deux en première ligne. Je dois vous avouer que l'idée me plaît bien, d'être en première ligne avec un tel héros de notre nation.

Parler à un journaliste en qui il a une parfaite confiance est une bonne idée. Ne pas tout raconter bien sûr, mais, si l'affaire tourne au vinaigre, à choisir, je préférerais ne pas être le… comment a-t-il dit déjà… ah oui, le « fusible ». Mes amis puissants sauront se protéger avec leurs milliards et leurs réseaux. S'il n'y a que moi, ils ne lèveront pas le petit doigt, ça, je suis prêt à en prendre le pari.

French a choisi un café bondé. « C'est mieux », m'a-t-il dit au téléphone d'un air entendu. C'est lui, le professionnel. J'ai accepté. Heureusement qu'il m'a dit qu'il aurait son chapeau, une pipe et un exemplaire de l'*Inquirer* sous le bras, sinon je ne l'aurais jamais trouvé.

– Monsieur MacGuire, vous êtes observateur.

– Monsieur French, sans les détails…

– Merci mille fois de bien vouloir me rencontrer. Honnêtement, le général Butler ne m'a rien raconté à votre sujet, mais le ton et les mots avec lesquels il m'a parlé de vous disent tout son respect à votre égard.

– Nous avons appris à nous connaître. Quelques mois à communiquer régulièrement, cela finit par créer des liens sincères.

Ce French m'inspire confiance. Il ne me matraque pas de questions comme le feraient, j'imagine, certains de ses collègues. Nous nous commandons deux bières. Elles en appelleront d'autres. Je parle. La nuit tombe tard début septembre. Le jour baisse. Les sorties de bureau ont laissé la place aux dîners. Je parle. French ne prend aucune note. Je m'en étonne. Sa mémoire est encore excellente. « Et dans mon métier, cher ami, il faut en avoir. Tiens, je suis sûr que si je prenais un stylo et un petit carnet, vous n'apprécieriez pas… » Il voit juste. J'aurais l'impression d'être dans un commissariat face à un flic. Là, nous discutons, presque entre amis. Je parle.

– Vous savez, nous avons besoin d'un État fasciste. L'urgence est de sauver notre nation du communisme. Vous me suivez ?

– Oui, oui, bien sûr. Et Butler partage ce constat.

– Voilà. Les communistes veulent détruire l'Amérique. Notre Amérique. Le seul homme capable d'embarquer de bons patriotes pour éviter cette catastrophe, c'est…

– Butler.

– Parfaitement. Il pourrait mobiliser un million d'hommes du jour au lendemain.

Sans m'en rendre compte, je me mets à raconter des détails que je pensais garder pour moi. Les billets sur le lit, le montant qu'on me promet. Je lui parle d'Hitler et de Mussolini. Ce petit reporter est impressionné. Il ne s'en cache pas. Je suis « en devenir ». Pour la première fois de ma vie, je mesure l'effet que je peux faire sur les gens. C'est grisant. Je suis sincère avec vous.

Il fait nuit. Les quelques bières se sont transformées en quelques whiskies. Très sympathique, ce French, d'autant que l'addition sera pour lui.

– Et vos amis, qui sont-ils ? Pardon, mais qui paye ?

– Vous avez entendu parler de l'American Liberty League ? C'est tout nouveau.

– Oui, bien sûr, toute la fine fleur du parti démocrate en guerre contre Roosevelt, un président démocrate. Nous vivons des temps… étranges.

– Ce ne sont que des pantins. Regardez derrière. En arrière-plan. Wall Street. Morgan, Bush, Perkins de la National City Bank. L'industrie. General Motors, Sterling Clark, du Pont. Au passage, sachez que ce dernier a racheté récemment Remington. Autrement dit, pour armer nos hommes, ce ne devrait pas être insurmontable.

Je l'assomme de noms de dirigeants de l'American Legion. Je dois dire que j'en mouille certains qui n'ont rien à voir avec nos projets. Mais pourquoi ne pas me jouer un peu de ce reporter, aussi ? Je lui en donne beaucoup tout de même !

– Bon, je dois encore revoir Butler, pour les détails. Tout est sous contrôle. Je m'envole pour Miami dans une dizaine de jours, pour un petit travail...

– Miami ? Pour la Convention de l'American Legion, je suppose ? Ce petit travail, il a encore à voir avec le Gold Standard ?

– Exact. Pas question que nos hommes touchent de la monnaie de singe.

– Vous aurez un peu de mal à voir Butler rapidement, si je peux me permettre. Il m'a confié qu'il partait pour un tour du pays. Des tas de gens l'invitent à prendre la parole...

– Je m'en occupe. Je traite directement avec lui, désormais. Merci, French. C'était une bonne soirée. Pour l'addition...

– Oui, oui, c'est pour nous. Votre sincérité vous protégera. Merci pour votre confiance.

– Que Dieu nous protège.

Wilmington, Delaware, mi-septembre 1934

Irénée du Pont n'est pas le même quand il reçoit chez lui – ou plutôt dans son entreprise, mais, dans cette famille, c'est la même chose. Il nous accueille d'un tonitruant « Bienvenue dans le premier État de l'Union ! ». C'est ainsi qu'on appelle le Delaware, souvenir du 7 décembre 1787, quand il fut le premier des treize États à ratifier la Constitution des États-Unis d'Amérique. Visiblement de très bonne humeur, le patron poursuit :

– Et vous êtes dans un État qui, moins de cinq ans plus tard, a mis en place la Court of Chancery, très favorable aux entreprises en cas de conflits. Un siècle plus tard, en 1899, l'État a adopté une loi visant à attirer les entreprises. Et comme on n'attire pas les mouches avec du vinaigre, ici, on est très gentil avec les gens comme nous, comme nous tous.

Outre les trois frères du Pont, la belle salle de réception abrite quelques-uns des grands patrons de l'industrie et de la banque américaines, unis par leur nouvelle aventure commune : l'American League of Liberty.

Alfred P. Sloan, le président de General Motors, Edward F. Hutton, celui de General Foods, et celui de la Sun Oil, J. Howard Pew, ont fait le déplacement jusqu'à Wilmington, Delaware. Grayson Murphy est également là. Il a été nommé trésorier de la League. Il représente également J.P. Morgan retenu à New York. Robert Sterling Clark se tient dans un coin de la pièce. Il a donné quelques milliers de dollars à la League. Comme les autres. Bientôt, ce seront des millions qu'il faudra lâcher. Ils en ont tous, largement, les moyens. Après avoir salué tout le monde, Irénée du Pont passe la parole à Jouett Shouse, le président de la League :

– Messieurs, c'est un honneur pour moi et pour notre organisation de vous avoir réunis aujourd'hui à Wilmington, au siège de l'un des fleurons de notre économie, l'entreprise DuPont. En vous regardant, je vois des résistants. Nous ne sommes pas un parti politique et nous ne le serons jamais. Nous ne sommes ni républicains ni démocrates, ou plutôt il y a parmi nous des républicains et des démocrates. Mais au-delà de nos artificielles divisions politiques, il y a, chevillé au cœur de chacun, l'amour de l'Amérique. Nous défendons ce pays exceptionnel pensé et voulu par des hommes qui ne l'étaient pas moins, nos Pères fondateurs. Nous sommes des enfants sur leurs épaules. Sans eux, point d'horizon, point de hauteur. Et c'est en pensant à leur génie que nous nous sommes réunis au sein de l'American Liberty League. Le mot liberté est le principe fondamental de notre voyage en tant que nation. Sans la liberté, tout s'effondre. Je précise : sans elle, tout entier, sans entrave, sans limite. Nous sommes des combattants de la liberté. Et ce n'est pas un hasard si notre logo affiche cette cloche fendue de Philadelphie, notre Liberty Bell, qui porte cette inscription tirée du Lévitique : « Vous proclamerez la liberté dans tout le pays pour tous ses habitants. » Mais il est aujourd'hui des hommes qui sont au pouvoir et qui ont renié cet idéal fondateur. Des hommes qui, au nom d'une idéologie antiaméricaine, déchirent la Constitution que nous chérissons. D'une manière ou d'une autre, ils doivent quitter le pouvoir. Nos moyens et notre ambition sont sans limites. Comme nos glorieux Pères fondateurs qui usèrent de leur plume et de leur baïonnette, nous sommes prêts, mes amis. Nous sommes prêts à reprendre l'Amérique à ceux qui ont choisi de la pervertir.

Applaudissements. Grayson Murphy lance un regard à Robert Sterling Clark. Eux sont dans la conspiration. Pas tous les autres. Ils ignorent qu'ils mettent de l'argent dans une machine de guerre qui vise à renverser le président des États-Unis. Robert a trouvé Butler. Murphy, MacGuire. Autant dire que ces deux-là sont sous pression. Dans les sondages, Roosevelt dévisse. Si tout se passe comme prévu, il perdra le Congrès lors des élections de mi-mandat. Et peut-être dans la foulée, la présidence en 1936. Mais comme rien n'est jamais sûr dans cette horrible démocratie, autant assurer. L'argent achète tout.

Murphy et Clark en sont persuadés, mais aussi tous les hommes présents dans cette grande salle de réception où l'on trinque au champagne de France. Personne, jamais, nulle part, ne résiste au doux bruit des dollars qu'on froisse à votre oreille. C'est comme ça. C'est une règle immuable. Comme deux et deux font quatre, et quatre et quatre font huit.

Murphy s'approche de Clark. Ils se mettent à l'écart des autres. Un conciliabule entre conspirateurs. Brutus et Cassius organisent le complot contre César, craignant que son pouvoir grandissant ne mène à la tyrannie et à la fin de la République. Les deux hommes parlent à voix basse, mais sans chuchoter, histoire de ne pas attirer l'attention. C'est Murphy qui ouvre le bal.

– Je suis inquiet, Clark.

– Et je sens, Murphy, que vous avez envie de partager votre inquiétude… Dites-moi tout.

– Butler, je ne le sens pas.

– Pardon, mais tous les retours de MacGuire sont excellents. Il est désormais avec nous. Certes, je ne vous cache pas qu'il a hésité, et j'ai moi-même personnellement dû me découvrir pour l'embarquer. Mais aujourd'hui, ne vous inquiétez pas, Butler est notre homme. Comme il l'est d'ailleurs depuis des décennies. Pourquoi voulez-vous qu'un homme à la retraite, qui s'ennuie et qui n'a pas terminé de payer sa maison, refuse une telle mission ?

– Ça, ce sont des arguments de bon sens. Des arguments qui nous rassurent…

– À moins que ce ne soit votre homme, MacGuire, qui vous inquiète en réalité ?

– Cessez immédiatement ce petit jeu avec moi, Clark. Ici, il n'y a pas Butler, votre homme, et MacGuire, le mien. Il y a une organisation et il n'est pas encore temps de se balancer au visage les responsabilités d'un échec que je souhaite improbable. C'est que j'ai reçu des informations. J'ai parmi mes connaissances un certain Val O'Farrell…

– Le détective ? Mais qui ne le connaît pas ! Il a gagné un fric fou en enquêtant pour la veuve du vieux Vanderbilt à qui on avait pris sa fille Gloria. Elle a perdu le procès et la gamine vit chez sa tante, mais O'Farrell a empoché le pactole, à ce qu'on m'a dit…

– Oui, oui, c'est bien lui. Mais ça n'a rien à voir avec ça. Et quand je dis que je le connais, je le connais personnellement. L'autre soir, on dînait ensemble et, de fil en aiguille, il en est venu à me raconter une curieuse enquête qu'il vient de boucler.

– Il n'est pas soumis au secret lorsqu'il enquête ? L'équivalent du secret médical, mais pour les détectives ?

– Pas quand on est amis, ou en affaires. Il a été contacté par Butler, directement ou indirectement peu importe, pour enquêter sur MacGuire et Doyle. Heureusement qu'O'Farrell m'a prévenu. Doyle a parlé. Il a donné mon nom. C'est pour ça qu'O'Farrell a cru bon de m'en toucher un mot…

Robert Sterling Clark s'agite, sent le vent tourner.

– C'est très… ennuyeux, effectivement. Mais tout est sous contrôle, n'est-ce pas ? S'il vous a parlé, c'est que ça n'ira pas plus loin…

Murphy perd patience et hausse la voix, attrapant le coude de Clark.

– Bon sang, mais vous ne comprenez rien ? Il n'y a que moi qui réfléchis ou quoi ?

– Lâchez-moi immédiatement. Parlez moins fort. Et plus poliment.

Un regard de bête traquée, voilà la lueur dans les yeux de Murphy en ce moment.

– Vous avez raison… Veuillez m'excuser. Éloignons-nous un peu plus… Nous n'irons loin qu'avec les autres. Seuls, nulle part. Mais là je me sens seul, précisément. Seul à m'inquiéter. Robert, j'ai contenu O'Farrell. Mais qui sait s'il n'a pas vendu son scoop à des intérêts politiques ou économiques hostiles aux nôtres ? Et il y a plus grave : Butler se méfie de nous. Vous rendez-vous compte qu'il a embauché un détective privé ?

– Le connaissant, c'était probablement pour s'assurer que MacGuire et Doyle étaient qui ils prétendaient être. Et la suite a prouvé avec éclat qu'il a été rassuré par ce qu'O'Farrell a trouvé. Non, franchement, comme dit ma femme française : « Vous vous mettez la rate au court-bouillon. »

– Ah ! Les Français, ils ne pensent qu'à la nourriture, même quand il s'agit d'organes humains ! J'ai envie de vous croire, Robert, mais j'ai comme une boule dans l'estomac. Et cette boule d'angoisse, je ne parviens pas à m'en débarrasser.

Clark, l'air soudain rasséréné, le prend par l'épaule.

– Retrouvons les autres, ils vont commencer à se demander ce qu'on fabrique à l'écart.

Newtown Square, Pennsylvanie, mi-octobre 1934

Butler est surpris. Dimmy n'est pas souriant. Ce n'est pas fréquent. Le journaliste s'affale sur un fauteuil et tend au général un journal ouvert sur une page intérieure. C'est le *Time Union*, l'édition du 15 octobre 1934 :

> Valerian O'Farrell, le détective privé connu dans le monde entier, est mort la nuit dernière sur le chemin du Flower Hospital après avoir été victime d'une attaque d'apoplexie. Il avait cinquante-huit ans. M. O'Farrell a subi l'attaque alors qu'il se trouvait chez un client à Manhattan sur la Cinquième Avenue. Son médecin, le Dr Walter Gray Crump, est arrivé rapidement sur place où il a trouvé son patient inanimé. Celui-ci est mort avant d'atteindre l'hôpital. M. O'Farrell laisse une femme, Veronica, et trois enfants, deux filles, Laura et Dorothy, et un fils, Alfred. Pendant trente-cinq ans, Val O'Farrell a été l'une des grandes figures de la lutte contre le crime, d'abord au sein de la police puis au sein de son agence de détectives privés. New York

perd un citoyen de premier plan. Les funérailles auront lieu mercredi à 11 heures en l'église Sainte-Jeanne-d'Arc.

Butler repose le journal, ainsi que ses lunettes.

– Vous pensez que…

– Je n'en sais rien. Mais cette idée m'effraie.

– Allez, Dimmy, ne crions pas avant d'avoir mal. Des gens meurent tous les jours. Et si vous voulez absolument y voir un crime, nous ne sommes vraiment pas les seuls à avoir eu affaire à lui. Les Vanderbilt pourraient très bien avoir commandité un meurtre… Oh, mais voilà que je me mets à parler comme dans un roman policier de gare… Dimmy, arrêtons d'avoir peur.

– Habituellement, c'est moi qui vous rassure, Smedley. C'est le monde à l'envers. Mais avouez que la concomitance des faits est troublante et inquiétante.

– Vous savez, Dimmy, j'avais un vieux professeur à l'Académie militaire qui ne cessait de nous rappeler : « Messieurs, ne confondez jamais corrélation et causalité. » J'ai le sentiment que vous tombez dans ce piège. D'autant que si on prend les choses de manière rationnelle, comment auraient-ils pu remonter à O'Farrell ? Et quels sont les secrets en sa possession qui méritaient sa mort ? Non, vraiment, votre imagination vous joue des tours.

– Si vous le dites. Mais vous ne m'empêcherez pas de regarder à deux fois derrière moi avant de regagner la maison à la nuit tombée.

– Ah, ces journalistes ! Des trouillards ! Des tire-au-flanc ! Je ne vous aurais pas choisi comme mon second sur un champ de bataille, Dimmy !

– Tant mieux, général, parce que n'oubliez pas… « la guerre est un racket » ! On se met au travail ? Il nous reste quelques pages à écrire !

– Voilà le bon vieux Dimmy que j'aime. Allez, au travail. On est sûrs du titre ?

– On est sûrs du titre.

Siège du New York Post, *New York, 19 novembre 1934*

Julius David Stern est un petit homme chauve avec des lunettes à la monture métallique. Son bureau vitré trône au cœur de la rédaction du *New York Post* qu'il a acquis l'année précédente. La cigarette au bec, il gesticule. Sa veste posée sur le dossier de sa chaise, il ne porte qu'un veston, une cravate et une chemise blanche dont il a relevé les manches. Paul Comly French l'observe sans broncher. Il porte lui aussi un costume, mais il a gardé sa veste. Depuis que Stern a racheté ce journal, les grandes enquêtes sont publiées simultanément dans le *New York Post* et le *Philadelphia Record*. Pour le même prix, pour les reporters : c'est la crise, messieurs, que voulez-vous que j'y fasse ? Mettre la clé sous le paillasson en vous payant plus cher ?

Une secrétaire entre dans le bureau, deux cafés sur un plateau. Le son nous parvient enfin.

– Paul, votre enquête est incroyable. Je ne suis pas un petit nouveau dans le métier, alors croyez-moi, votre papier, c'est de la dynamite…

– J'espère que…

– Votre travail, c'est tout mon combat. On les tient, les capitalistes, les fascistes, les réactionnaires de tout poil. Plus rien ne sera comme avant. Demain, demain, un monde nouveau, French, un monde nouveau ! Vous en avez conscience, non ?

– Oui, bien sûr, c'est une enquête importante pour moi.

– C'est plus que cela, mon vieux ! On se souviendra dans dix ans de ce papier ! Le *Philadelphia Record* et le *New York Post* vont s'arracher demain. Mais vous savez quoi ? Je pourrais même le distribuer gratuitement dans les rues. L'argent est secondaire. Le 22 novembre 1934 deviendra une date importante dans l'histoire du journalisme et de la démocratie américaine. Dans quelques jours, c'est Thanksgiving. Nous remercierons Dieu pour la récolte et pour votre enquête ! Nous allons nous régaler avec les dindes de Wall Street, mon cher Paul ! Avez-vous eu Butler au téléphone ? Est-il prêt ?

– J'ai rendez-vous avec lui pour déjeuner dans le quartier. Il m'a l'air impatient et excité.

Quelques instants plus tard,
devant un restaurant du quartier

C'est une belle journée d'automne à New York. Les arbres de Central Park et leur camaïeu orangé offrent un apaisement bienvenu au général Butler qui piétine. « Pourquoi faut-il que je sois toujours en avance ? » songe-t-il en guettant l'arrivée de Paul Comly French. Les deux hommes ne se sont jamais vus. « C'est mieux ainsi », avait expliqué Dimmy, pour qui le secret devait être le plus opaque possible. La mort d'O'Farrell avait renforcé ce que Butler appelait sa « paranoïa ».

Butler regarde nerveusement sa montre. Il a le même sentiment que le parachutiste quand s'ouvre la porte de l'avion à trois mille mètres d'altitude. Et son parachute à lui, c'est French. Qui n'arrive pas. C'est risqué de sauter sans parachute. Ou plutôt c'est l'assurance de s'écraser à l'arrivée. Comme souvent dans de pareilles situations, c'est au moment où Butler a relâché sa vigilance qu'il sent une main se poser sur son épaule.

– Général ! Je suis affreusement en retard…

– Paul, ne vous inquiétez pas, je viens d'arriver.

– J'étais en grande discussion avec le patron du journal. On évoquait la mise en page de l'enquête.

– Tout va bien ?

– Magnifiquement bien ! Il a même fait un parallèle étrange avec Thanksgiving ! Et vous, comment vous sentez-vous ?

– Je ne vous cache pas que mes sentiments sont confus. Tout est allé si vite. Il y a deux ans, je n'avais jamais entendu parler de MacGuire et tous ses amis de Wall Street n'étaient que des figures lointaines dont je lisais les noms dans les journaux ou sur les immeubles qu'ils possèdent. Et voilà qu'aujourd'hui ils font partie de ma vie.

Une fois attablé, Paul Comly French sort de sa sacoche l'enquête qui sortira le lendemain dans la presse. Butler la lit, puis relève la tête. C'est le reporter qui se décide à prendre la parole :

– Je suis en apnée depuis un quart d'heure… Cela correspond à ce que vous espériez ?

– Je n'ai pas l'habitude d'imposer quoi que ce soit aux journalistes, nous sommes encore, Dieu merci, dans une démocratie. Mais si vous me demandez mon avis sur votre enquête, je vais vous le donner. Vous avez fait un travail remarquable. Vos conversations avec Dimmy et ce que vous a raconté MacGuire disent mieux que je ne saurais le faire l'ampleur de la conspiration. Il y a des noms que je n'avais jamais entendus de la bouche de MacGuire, des membres de l'American Legion qui paraissent eux aussi mouillés jusqu'au cou. Vous savez, French, si j'étais un lecteur lambda, les bras m'en tomberaient. Et c'est ce qui m'inquiète le plus, au fond. Que cette histoire soit si folle que les gens n'y croient pas…

– Ne dites pas ça, général ! Mon enquête et votre témoignage auront un tel écho que la justice s'en mêlera rapidement. Bientôt, cette histoire que vous qualifiez de folle deviendra le nom d'une démocratie en péril qu'un homme a eu le courage de sauver.

Plongé dans ses pensées, Butler repart vers son hôtel d'un bon pas. La rue qu'il s'apprête à traverser est calme. Le feu est vert. Enfin, le croit-il au moment où il pose un pied sur la chaussée. Soudain, un bruit strident le sort de sa torpeur. Une voiture qu'il n'avait pas vue venir. Figé par la peur, le général Butler a juste le temps d'imaginer le choc de la carcasse sur son corps vieillissant. Ils veulent me tuer ! Les hurlements du chauffeur de taxi le ramènent au réel.

– Mais ça ne va pas de traverser comme ça, sans regarder ! T'as de la chance d'être tombé sur moi ! Un autre t'aurait envoyé à l'hosto, ou au ciel. Allez, bouge, abruti !

Le cœur battant, Butler s'éloigne, effrayé et bien décidé à rester dans sa chambre d'hôtel jusqu'au lendemain matin. Il ne racontera l'incident à personne, et surtout pas à Dimmy. Il serait capable d'y voir une intimidation.

44e Rue, New York, 20 novembre 1934

Butler arrive seul. Il a refusé d'être accompagné par Dimmy ou par quiconque. Étrangement, il a très bien dormi. Un sommeil d'une traite. Huit heures. Il a mis son plus beau costume, celui des cérémonies. Il a préféré marcher plutôt que prendre le métro ou un taxi. L'air est frais. Une petite heure pour se dégourdir l'esprit et répéter mentalement sa déclaration.

French, lui, a mal dormi. Une nuit à tourner dans son lit. Il l'a terminée dans le canapé du salon. Trois heures de sommeil sur le petit matin, ce n'est déjà pas si mal. Le journal est sorti. Il ne repasse pas au bureau. Fermer les écoutilles. Se concentrer sur ce qui l'attend. C'est une première pour lui.

L'immeuble de la New York City Bar Association sur la 44e Rue se profile. French est arrivé le premier. Il grille une cigarette en attendant Butler.

– Mon général, bien dormi ?

– Parfaitement. Du sommeil du juste…

– C'est le mot, oui. Vous avez acheté le journal ?

– Non, je sais déjà ce qu'il contient, et ma retraite ne me permet pas de jeter l'argent par les fenêtres.

– J'ai un bon moyen de vous faire gagner une somme folle…

Les deux hommes sourient. Il est l'heure d'entrer. La convocation est pour neuf heures précises.

La moquette est épaisse. Les bruits de pas sont étouffés, comme dans la neige. Les avocats qui passent et repassent dans le hall ignorent tout du moment d'histoire qui se joue. Un exemplaire du *New York Post* gît sur le bar. Butler y jette un œil.

« Une offre de trois millions de dollars pour une armée fasciste » s'étale en première page.

Il a bien sûr déjà parcouru l'article, à la première heure, à l'hôtel. Bizarre sensation de lire une enquête qui semble extérieure à soi, alors qu'il en est l'acteur principal :

> Le général Smedley Butler a révélé aujourd'hui qu'un groupe de riches banquiers de New York lui a demandé de prendre la tête d'un mouvement fasciste en vue d'instaurer une dictature aux États-Unis. Le général Butler a raconté son histoire lors d'une session secrète de la Commission des activités antiaméricaines de la Chambre des représentants.

L'usage du passé a fait sourire Butler. Et s'il décidait de changer d'avis ? S'il se cassait la jambe ? Mais cela n'arrivera pas.

Le 20 mars 1934, la Chambre des représentants a voté la résolution 198 par laquelle elle actait la naissance de la Commission des activités antiaméricaines. À l'origine, se trouve un élu de New York, Samuel Dickstein. Né à Vilnius, à l'époque dans l'Empire russe, il a fui avec sa famille les pogroms. Élu au Congrès des États-Unis en 1923, il ne cesse de s'inquiéter de l'antisémitisme croissant dans son pays d'accueil. À la tête de la Commission sur l'immigration et la naturalisation à partir de 1931, il documente minutieusement la montée en puissance des mouvements fascistes américains et, à partir de 1933, l'action de propagande de l'Allemagne nazie en Amérique. Son alerte rencontre finalement l'intérêt des élus qui votent au printemps 1934 la constitution d'une nouvelle commission, composée de sept élus du Congrès. Dickstein, déjà en charge d'une commission, ne peut en prendre la direction, si bien que celle-ci est confiée à un élu du Massachusetts, John William McCormack. Sa nomination rassure Dickstein : McCormack est le premier représentant de la Nouvelle-Angleterre à avoir dénoncé l'antisémitisme du IIIe Reich au printemps 1933. Dickstein reste néanmoins sur ses gardes. Ce catholique ira-t-il aussi loin qu'il le faut pour préserver l'Amérique de la menace fasciste ? Autour de lui, on en doute. L'anticommunisme est si fort qu'il risque de tout emporter sur son passage. Et les Juifs qui arrivent ne sont-ils pas considérés comme des communistes en puissance ? Mais comme il n'y a rien d'autre à faire, Samuel Dickstein se lance à corps perdu dans cette Commission des activités antiaméricaines.

Entre le 26 avril et le 29 décembre 1934, la Commission a organisé des auditions publiques et privées de manière intermittente à Washington DC, New York, Chicago, Los Angeles, Asheville (Caroline du Nord) et Newark (New Jersey). Elle a interrogé des centaines de témoins, et son dossier de témoignages a totalisé plus de quatre mille trois cents pages. Des preuves ont été recueillies par le Comité concernant des individus et des organisations ayant œuvré pour établir aux États-Unis des politiques similaires à celles suivies par les régimes de l'Allemagne nazie, de l'Italie fasciste mais aussi de la Russie communiste. Les enquêtes ont porté sur des membres du corps diplomatique allemand, l'Ordre de 76 ou encore la Fédération de renseignement des vigilants américains. Mais ce sont les Amis de la Nouvelle-Allemagne et les Silver Shirts de William Dudley Pelley qui ont fait l'objet des enquêtes les plus approfondies. La Commission a prouvé notamment que les conditions d'adhésion au mouvement des Amis de la Nouvelle-Allemagne étaient « les mêmes que celles de l'adhésion au Parti national-socialiste des travailleurs allemands ; que ses principes étaient les mêmes ; qu'il ne permettait l'adhésion qu'à ceux dits de “sang aryen”, nés en Allemagne ou de descendance allemande, et qu'il était entièrement structuré sur le modèle du parti nazi en Allemagne ; qu'il recevait et reconnaissait des ordres en provenance d'Allemagne ; qu'il était, pour ainsi dire, la section américaine du mouvement nazi en Allemagne ». En octobre 1934, lors d'une audition publique au sujet de ces Amis de la Nouvelle-Allemagne, des hommes se mirent à hurler « *Heil Hitler !* » et une femme cria : « Pourquoi n'enquêtez-vous pas sur les communistes ? », avant d'ajouter, hors d'elle : « Nous sommes plus américains que vous ! » Quant aux Silver Shirts, les auditions établirent que Pelley se comportait comme un dictateur, qu'il était en contact avec des dirigeants nazis et que des militants étaient lourdement armés à San Diego. À l'issue de l'enquête de la Commission, William Dudley Pelley et son adjoint, Robert Summerville, furent condamnés en Caroline du Nord, pour avoir vendu des actions sans autorisation et en violation de la loi Blue Sky de l'État. Les Silver Shirts ne s'en sont pas remis. Pour la Commission, ce fut un grand succès contre la pénétration du nazisme aux États-Unis. C'est dans ce contexte qu'a lieu aujourd'hui l'audition, secrète, du général Butler et de Paul Comly French.

– Messieurs Butler et French, la Commission vous prie de bien vouloir entrer.

La salle est grande. Que des hommes. Butler n'en connaît pas un seul. Les deux présidents sont assis côte à côte, autour d'une grande table. McCormack et Dickstein se présentent. Butler est surpris, ils ne se sont pas levés pour l'accueillir. Sûrement un moyen de rappeler la prééminence du politique sur le militaire, se dit-il, en prenant place face à eux. Lorsque Dimmy a appris que John William McCormack était membre de l'American Legion, il a eu un vertige. Mais la probité de ce dernier, ses prises de parole contre le IIIe Reich et sa défense des Juifs américains ont fini de le rassurer. De même que la présence de Samuel Dickstein, qui accueille Butler d'un large et généreux sourire.

McCormack ouvre le bal :

– Monsieur Butler, avant de vous poser d'autres questions, pouvez-vous simplement nous raconter tout ce que vous savez sur cette fameuse tentative de coup d'État fasciste qui s'étale en une des journaux.

Les yeux de McCormack se posent sur French, dans un reproche à peine dissimulé. Le reporter détourne le regard. Celui de Dickstein semble davantage bienveillant. McCormack reprend :

– Monsieur Butler, général Butler, devrais-je dire, vous nous avez fait part de votre désir d'être auditionné par notre Commission. Eu égard à votre grade dans l'armée américaine et à vos états de service, il était évidemment de notre devoir d'écouter votre témoignage avec le plus grand intérêt, et d'y donner la suite que nous jugerons utile. Je ne vous cache pas que la Commission a peu goûté ce qu'elle a lu dans la presse ce matin. Habituellement, les témoins qui passent ici, lors d'auditions secrètes, préfèrent la discrétion. Peut-être nous direz-vous comment cette enquête a été menée, ou peut-être pas, rien ne vous y oblige. M. French ici présent témoignera après vous.

Son article est riche en informations. Nous vous écoutons donc. Nous vous poserons toutes les questions que nous souhaiterons. Nous n'avons aucune limite de temps. Mais, avant cela, je vais vous demander de vous lever comme je le fais moi-même. Major général Smedley Darlington Butler, jurez-vous solennellement que les témoignages que vous allez donner devant cette commission seront la vérité, toute la vérité, rien que la vérité ?

– Je jure solennellement que les témoignages que je vais donner devant cette commission seront la vérité, toute la vérité, rien que la vérité.

– Bien. Général Butler, qu'avez-vous donc à nous révéler ?

Butler sort d'une chemise quelques pages manuscrites. Mais il a tant de fois répété ce texte qu'il n'y jette même pas un regard. Son ton est monocorde, son débit plutôt lent. Il n'est pas ici le tribun qui harangue les soldats de la Bonus Army à Washington ou le général qui mène ses troupes en France. Seuls les mots, les faits égrenés les uns après les autres, avec calme et précision, importent. Comme il ne lit pas son texte, il remarque que les élus l'écoutent avec intérêt. Certains prennent consciencieusement des notes. D'autres, à l'image de Dickstein, boivent ses paroles. Butler raconte tout. La première rencontre avec MacGuire et Doyle, la première proposition, l'argent jeté sur le lit de sa chambre d'hôtel, l'argent qui afflue sur le compte de MacGuire, l'argent sans limite de ceux qui les ont mis dans une voiture de luxe, l'argent de Clark prêt à dépenser la moitié de sa fortune pour préserver l'autre moitié, l'enquête de Val O'Farrell, les lettres d'Europe de MacGuire, les fascistes européens, la dernière rencontre, le 22 août dernier, au Bellevue Hotel, la création de l'American Liberty League, un demi-million d'hommes pour prendre le pouvoir, pardon, pour défendre la Constitution.

Fixant le drapeau américain posé dans un coin de la salle, le général déclare :

– Messieurs, toute ma vie j'ai servi ce drapeau. J'aime ce pays. Votre Commission traque l'antiaméricanisme, c'est pour cette raison que je suis venu aujourd'hui témoigner. J'aime l'Amérique, j'aime sa Constitution que je suis prêt à défendre jusqu'à la mort. Je suis un combattant de la liberté. Oh, certaines guerres que j'ai menées, je n'en suis pas fier, ne l'étaient pas au nom de cette valeur que je place au-dessus de toutes les autres. Mais les ordres étaient les ordres. À mon âge, plus proche de la fin de mon existence, je peux désormais dire non. Je sais aujourd'hui reconnaître une défense sincère d'une défense fallacieuse de nos valeurs. La démocratie est un trésor, et vous en êtes l'expression, messieurs. Je n'en suis que le bras armé. Ce que vous venez d'entendre est la stricte vérité. N'y voyez aucune revanche personnelle contre je ne sais quel ennemi que ma vie aurait jeté sur mon passage. Je n'ai qu'un seul ennemi, celui qui se met en travers de la liberté. Qu'il soit rouge, brun, milliardaire ou pauvre, peu m'importe. Mon devoir est de tout faire pour l'arrêter. Je les ai laissés aller aussi loin qu'ils le désiraient. Je ne les ai jamais découragés. Je ne les ai pas encouragés pour autant. Ils pensaient avoir trouvé leur homme. Ils se sont trompés. Lourdement.

Comme il se doit, John William McCormack est le premier à prendre la parole. Mèche rebelle, large front, nez puissant, lèvres fines, il pourrait jouer les shérifs dans les westerns. Sa voix grave colle parfaitement à l'autorité de sa fonction.

– Monsieur Butler, général, votre témoignage est édifiant. Depuis quelques mois, nous avons auditionné de très nombreux témoins, mais, dans l'immense majorité des cas, il s'agissait de personnalités soupçonnées à tort d'être des agents de propagande dans notre pays. Certains des noms que vous avez cités ne sont d'ailleurs pas inconnus pour nous et notre Commission. Monsieur Dickstein, un propos liminaire ?

– Général Butler, ce que vous venez de nous raconter est proprement hallucinant. Il dépasse et de loin tout ce que, personnellement, j'imaginais en vous convoquant ici. Vous êtes l'honneur de l'armée américaine. Les activités antiaméricaines des communistes ne sont pas sans danger pour notre patrie. Mais vos propos rappellent avec une force inégalée à quel point le danger fasciste prime aujourd'hui sur tous les autres. L'antisémitisme qui affleure de votre témoignage est inquiétant. Vos propos sur la menace communiste n'engagent naturellement que vous. Monsieur Butler, pardonnez-moi, mais avez-vous la moindre preuve matérielle de ce que vous affirmez ?

Butler s'attend à cette question depuis plusieurs jours. Il sort de sa chemise les lettres et cartes postales reçues d'Europe.

– Monsieur le président, je n'ai aucune preuve sinon ces envois d'Europe qui prouvent au moins que Gerald MacGuire existe bel et bien et qu'il tient des propos élogieux au sujet des régimes ou des mouvements fascistes européens…

– Ces documents que vous nous présentez révèlent-ils la proposition de coup d'État que vous venez d'évoquer longuement devant nous ?

– Certes non, monsieur le président. Cela dit, je suppose que votre Commission d'enquête a pour mission, précisément, d'enquêter.

– Bien sûr, mais si c'est parole contre parole, vous comprenez que nous ne pourrons pas aller bien loin.

– M. French détient lui aussi des informations précieuses de la bouche même de MacGuire. Je ne suis qu'un vieux soldat, mais vous y trouverez peut-être de quoi donner du crédit à mon propos…

Dickstein se lève.

– Monsieur Butler, sachez que personne ne remet en cause la véracité de votre précieux témoignage…

Visiblement agacé par cette prise de parole, McCormack reprend la main :

– Mais notre devoir est de corroborer ce que M. Dickstein appelle, à juste titre bien sûr, un précieux témoignage.

Deux heures se sont déjà écoulées quand McCormack se tourne vers French. Butler rassemble ses notes, se lève, remet sa chaise à sa place et, prêt à quitter la pièce, articule une dernière phrase :

– Je fais tout cela par amour de la démocratie. Rien d'autre ne me guide. Merci d'avoir pris le temps de m'écouter.

– Non, non, monsieur Butler, restez. Vous pourrez non seulement écouter mais intervenir. Vous demeurez, bien sûr, sous serment. Justement, monsieur French, jurez-vous solennellement que les témoignages que vous allez donner devant cette commission seront la vérité, toute la vérité, rien que la vérité ?

– Je jure solennellement que les témoignages que je vais donner devant cette commission seront la vérité, toute la vérité, rien que la vérité.

À son tour, Paul Comly French raconte tout ce qu'il sait : son entretien avec MacGuire, les confidences de ce dernier et son enquête journalistique au cours de laquelle il a patiemment tissé des liens entre MacGuire, son patron Grayson Murphy et la galaxie JP Morgan. Dickstein le coupe :

– Diriez-vous, monsieur French, que vous avez établi les preuves d'un complot fasciste financé et organisé par Wall Street ?

– Je dirais, monsieur le représentant, qu'il déborde le cadre de Wall Street. MacGuire m'a parlé d'Irénée du Pont. Quant à Robert Sterling Clark, il a lui-même révélé son rôle dans cette affaire en parlant directement au général Butler, comme il vous l'a dit lors de son témoignage…

– Permettez-moi alors de reformuler et de préciser ma question : diriez-vous, monsieur French, que vous avez établi les preuves d'un complot fasciste financé et organisé par Wall Street ainsi que par de grands industriels du pays ?

– Je ne dispose pas de preuves matérielles, mais d'un faisceau de présomptions que je considère comme suffisamment solides pour avoir signé de mon nom un long article dans le *New York Post* et le *Philadelphia Record.*

– Bien. Il est l'heure du déjeuner. Avez-vous quelque chose à préciser, monsieur French ? lâche en bâillant McCormack. Notre journée à nous est loin d'être terminée.

Même lieu, l'après-midi

Mais qu'est-ce que je fous là ? Je devrais être à quelques rues de là dans mon bureau à gérer l'argent des autres, et me voilà devant une porte fermée, derrière laquelle des élus du Congrès attendent mon témoignage. Et avec un avocat à mes basques. Mes amis de Wall Street me l'ont trouvé. J'ai l'impression qu'il est davantage là pour me surveiller que pour me défendre. Il s'appelle Norman L. Marks et il ne dit pas un mot.

Ce matin, j'ai passé un mauvais quart d'heure dans le bureau de Murphy. Il avait étalé le *New York Post* sur son bureau, et j'ai tout de suite senti à son regard qu'il n'avait pas passé un bon moment en le lisant.

– MacGuire, vous avez surpassé toutes mes attentes. Toutes nos attentes…

– Laissez-moi vous expliquer…

– Non ! C'est moi qui parle. Et vous qui écoutez. Je vous donnerai peut-être la parole. Ou peut-être pas. Je le répète, vous avez dépassé toutes nos attentes. Vous savez qui m'a appelé pour me prévenir de la publication de cette « enquête » ?

Murphy mime les guillemets avec ses doigts.

– J.P. Morgan en personne. Il se trouve que sa secrétaire lit le *New York Post* tous les jours. Et comme le nom de son patron était jeté en pâture, elle lui en a parlé. Et il m'a appelé. Il m'a dit quelque chose comme : « Votre MacGuire nous balance. » Je ne sais pas ce qui me retient de vous mettre mon poing sur la gueule ou une balle entre les deux yeux.

Je n'en mène pas large. Mais il doit savoir que j'ai parlé pour, précisément, ne pas recevoir une balle entre les deux yeux.

– Vous semblez bien l'aimer, ce journaliste. Comment vous l'appelez déjà ? Ah oui, French… French, comme la French Riviera. Vous en gardez un bon souvenir, j'espère. Ce n'était pas si mal, les vacances en France. C'était quoi, l'idée ? Ça vous a excité de parler à un journaliste ? Peut-être qu'il est à votre goût ? C'est vrai, on ne sait rien de votre vie privée, ce sont des confidences sur l'oreiller ?

– Monsieur Murphy…

– Quoi, je vous choque ? Vous nous avez tous choqués. Et trahis. Vous citez tous nos amis, et au passage vous en inventez d'autres ! C'est quoi, cette folie ? Qui sont tous ces gens de l'American Legion que vous mouillez ? Et surtout, combien vous a-t-il payé, ce journaliste de gauche ? Parce qu'à part ça, je ne vois pas, franchement pas.

– C'est que…

Un grand coup retentit. Murphy vient de frapper du poing sur la table, rouge de colère.

– Ce sont des questions rhétoriques que je pose ! Je me contrefous de vos réponses. Et vous devriez me dire un grand merci, parce que je vous ai couvert tant que j'ai pu. Oh ! Ni par grandeur d'âme, ni parce que je vous appréciais. Je n'ai ni âme ni cœur. Mais j'ai un cerveau. Et il m'indique assez clairement que si vous tombez, le prochain sur la liste, c'est moi ! Qui vous a proposé à nos amis ? Moi ! Ah ! Et quand je dis « si vous tombez », c'est à prendre littéralement. Tout à l'heure, Morgan a été très clair. Il m'a dit : « Murphy, réglez cette affaire avant qu'elle ne nous éclabousse. Même si ce n'est pas agréable, la merde, on aime toujours mieux l'avoir sous ses chaussures que sur sa gueule. » Alors, maintenant que vous avez mis de la merde partout, et avant de régler le problème avec vous, l'urgence, c'est de la remettre à sa place. Le plus loin possible de nos amis que vous avez cités à ce reporter. Pardonnez-moi, mais je vais répéter cette phrase tant elle est incroyable.

Et il a répété, en articulant et en hurlant. Il était au courant que j'allais être auditionné. Ils savent tout, ils ont des contacts partout, et en particulier au Congrès. Murphy me fixait comme personne ne m'a jamais fixé, sauf peut-être un jour mon père alors que j'avais tué le chiot des voisins. Là, je n'avais pas fait exprès. Les veines du cou de Murphy ressortaient, bleuâtres. J'ai bien cru que la colère allait lui provoquer une attaque.

– Vous allez bien m'écouter, et faire exactement ce que je vais vous dire.

– Oui.

– Ils vont vous asticoter. Surtout Dickstein, le Juif. Vous le reconnaîtrez facilement. Niez. Tout. Absolument. Vous avez bien rencontré le général Butler, mais seulement pour lui proposer de défendre le Gold Standard dans l'unique but d'assurer aux vétérans de l'American Legion un bonus dont la valeur est garantie. Vous serez bien obligé de reconnaître que Doyle était avec vous, puisque ce débile aurait parlé à je ne sais qui. Lui, on s'en occupe. Il ne devrait pas être auditionné. Vous n'avez jamais proposé d'argent à quiconque. Vous travaillez à Wall Street, mais vos convictions n'ont rien à voir avec ce monde. Ce n'est que votre engagement au sein de l'American Legion qui vous a guidé. Soyez désolé de devoir reconnaître que, pour une raison qui vous échappe, un grand général, l'un de vos héros – insistez là-dessus –, et un reporter ont inventé une histoire. Le reporter, oui, vous avez accepté de lui parler. On ne sait jamais, des gens vous ont peut-être vu dans un café avec lui. Mais à lui aussi vous avez raconté l'histoire du Gold Standard, et rien d'autre. Dites que vous étiez étonné qu'il vous parle sans arrêt d'un coup d'État fasciste. Ça mouillera Butler. Ce n'est pas plus mal. Les seuls éléments matériels, ce sont les lettres et les cartes postales d'Europe. Heureusement qu'on les avait relues et réécrites. Il n'y a rien de compromettant. Juste un type qui donne des nouvelles à un ami pendant ses vacances.

Il m'a précisé ensuite que la réputation de French allait être détruite par tous les grands journaux détenus par nos amis. Et que pour l'heure, je devais sauver ma peau et la leur.

Voilà dans quel état je me trouve, devant cette porte qui s'ouvre sur une grande pièce où deux hommes m'accueillent. Le Juif, Dickstein, et l'autre, McCormack, ils ont leur nom devant eux. Le Juif ne me sourit pas. L'autre, ça va, il n'a pas l'air d'avoir une furieuse envie de me mordre. C'est lui qui commence :

– Monsieur MacGuire, nous vous avons convoqué parce que vous avez été cité par deux témoins dans une affaire qui relève de notre Commission de la Chambre des représentants des États-Unis d'Amérique…

– Pardonnez-moi, mais je ne sais pas ce que je fais ici cet après-midi…

– Monsieur MacGuire, vous n'avez en aucune manière le droit de nous couper, encore moins alors que vous n'avez même pas encore prêté serment. Monsieur Dickstein ?

– Bien. Monsieur Gerald MacGuire, jurez-vous solennellement que les propos que vous allez tenir devant cette commission seront la vérité, toute la vérité, rien que la vérité ?

– Je le jure.

J'avale ma salive. Je risque gros. Certainement plus à dire la vérité qu'à mentir. Alors, va pour le mensonge. La merde sous les pieds. Je nie tout, sans arrêt.

– Oui, je connais bien le général Butler, mais je n'ai jamais proposé ce qu'il affirme. J'en suis meurtri parce que je l'admire, ou plutôt je l'admirais. Je ne m'explique pas ce qu'il s'est passé pour que je me retrouve cet après-midi devant vous plutôt que d'être à mon bureau, sous les ordres de M. Murphy qui doit également être choqué d'être embarqué dans cette affaire. Allez-vous l'appeler à témoigner ?

– Ce n'est pas vous qui posez les questions. Et sachez que, s'il est convoqué, nous ferons en sorte qu'il soit au courant sans avoir besoin de passer par vous.

– Bien sûr, monsieur McCormack. C'est juste que j'espère que d'autres que moi n'auront pas à subir tout ça…

– Monsieur MacGuire, nous avons bien noté que vous niez tout et en bloc. Mais j'aimerais vous montrer ces documents. Ce sont des lettres de crédit pour un montant de, précisément, trente mille trois cents dollars, juste avant la Convention de l'American Legion à Chicago. Pouvez-vous nous expliquer comment cet argent vous est arrivé, d'où il est arrivé, et dans quel but ?

– Cet argent, il provient d'Albert Grant Christmas, l'avocat de Robert Sterling Clark, comme il est d'ailleurs écrit sur ce document. C'est tout simplement de l'argent qu'un client m'a confié pour acheter des obligations si une bonne affaire se présentait.

– Qu'est devenu cet argent ?

– Je l'ai rendu à M. Christmas.

– En cash ?

– Oui, en cash.

– Quand lui avez-vous rendu cet argent ?

– Je ne me souviens plus de la date précise...

– Avez-vous conservé un reçu ?

– Non, je n'ai pas eu de reçu pour ça.

– Je ne comprends pas. Pourquoi avoir encaissé les lettres de crédit à Chicago et avoir conservé l'argent dans un coffre sécurisé à la banque ?

– Parce que si l'occasion se présentait, j'avais facilement accès au cash.

– Mais les lettres de crédit n'auraient pas été acceptées ?

– Si, elles l'auraient sûrement été.

– N'était-ce pas plus sûr que de vous promener avec une telle somme en liquide sur vous ?

– Si, certainement... Mais rassurez-moi, il n'est pas interdit d'avoir du cash sur soi ?...

– Avez-vous acheté des actions ?

– Non, monsieur. Mais vous voulez sûrement dire « obligations »...

– Quelles obligations vouliez-vous éventuellement acheter à Chicago ?

– Je pense que c'étaient les obligations émises par le Chicago Sanitary District qui gère les eaux usées et leur assainissement dans la région de Chicago. Ils émettent souvent des obligations intéressantes pour financer les infrastructures. Vous devriez regarder…

– À qui avez-vous parlé de ces actions à l'époque ?

– Je n'en ai parlé à personne.

Je m'en sors. Je les sens agacés, mais je m'en sors. Ils poursuivent. Nous avons laissé trop de traces bancaires. Trop d'argent sur mon compte, trop d'argent de l'avocat de Clark. Trop de traces dans les hôtels. Ils me prouvent mon mensonge quand je leur dis que je ne me trouvais pas à Newark le jour où Butler affirme m'avoir vu balancer les billets sur le lit. Je continue de nier, malgré l'évidence. On verra jusqu'où ils iront. Ils ne vont pas me mettre sur la chaise électrique pour si peu, quand même !

– Monsieur MacGuire, nous vous remercions. Nous en avons fini avec vous.

– Merci. Je tiens à vous dire encore une fois que je ne suis pour rien dans cette histoire. Si un jour vous parvenez à savoir ce qui a conduit le général Butler et ce reporter à inventer cette histoire, dites-le-moi ! C'est un immense mystère.

– Bonne fin de journée, monsieur MacGuire.

Je suis épuisé. J'ai tenu bon. Murphy sera content de le savoir. Comme il me l'a suggéré, je l'appelle d'une cabine téléphonique. Il craint que nos communications soient écoutées.

– C'est moi, MacGuire. C'est fait.

– La merde est retournée à sa place ?

– Je pense. J'ai suivi vos consignes à la lettre…

– Ai-je des raisons d'en douter ?

– Non.

– Avez-vous été mis en difficulté ? Y avait-il un *jack-in-the-box* ?

– Non, aucune surprise.

– Vous ont-ils à nouveau convoqué ? Vont-ils me convoquer ?

– Je ne sais pas. Je dois y retourner demain et après-demain, mais ils n'auront rien de plus de ma part. Notre avocat le leur a signifié, et je les ai sentis agacés par mes dénégations. C'est selon moi le signe qu'ils n'ont pas de preuve de ce que Butler et French affirment, sinon ils m'auraient confondu. Quant à vous, aucune idée. Ça ne me semble pas impossible tant votre nom est revenu régulièrement dans la conversation et sous la plume de French dans la presse du jour. Le nom de Clark aussi. Les autres, Lamont, Morgan, du Pont, je ne pense pas. Dickstein me paraît prêt à aller très loin. McCormack est plus prudent. L'un pense à sa race, l'autre à sa carrière, si vous voulez mon avis…

– Honnêtement, MacGuire, je me contrefous de votre avis.

Il me raccroche au nez. Ce n'est pas immérité, je dois l'avouer. Murphy étant le trésorier de l'American Liberty League, je ne serais pas surpris qu'il ne vienne pas très bientôt faire un tour à la New York City Bar Association.

Au même moment, dans la salle de la Commission

McCormack bâille en rassemblant ses notes. Il a faim. Un bon burger ferait l'affaire. On en trouve d'excellents à New York. Là-bas, à Washington, c'est une denrée rare. Et une bonne bière fraîche. Il a la bouche pâteuse. Tous ces mots… Dickstein n'a aucune envie de l'accompagner.

– Non, non, parlons-en ici, maugrée-t-il à son collègue qui lui propose de faire tout cela le ventre plein.

– Je sais ce que vous pensez, Dickstein…

– Moi, je sais ce qu'on sait, McCormack : que MacGuire nous ment de façon éhontée. Nous avons la preuve qu'avant de rencontrer Butler à Newark, il a rapatrié sur son compte en banque six mille dollars en beaux billets de mille dollars depuis un « compte spécial » de la Manufacturers Trust Company…

– Cette grande banque a-t-elle un lien avec l'un ou l'autre des individus cités par Butler ou French ?

– Voyons, c'est une immense institution de Wall Street ! Et comme elle n'est pas détenue par un Juif, je peux vous garantir que les liens avec J.P. Morgan existent, même s'ils ne sont pas en affaires...

– C'est léger, Dickstein, très léger. Trop. Mais je vous ai coupé dans votre élan...

– Oui, j'allais ajouter que nous avons également la preuve que l'avocat de Robert Sterling Clark lui a donné, au même moment et en cash, dix mille dollars.

– Quelle est votre conviction ? Abrégez, mon ventre gargouille.

– Ma conviction est que MacGuire était le « caissier », si j'ose dire, de tout ce complot.

– Mmmm, possible. Mais, à ce stade, pardon, mais rien ne le prouve.

– Quelqu'un essaie de protéger quelqu'un pour quelque chose qui semble pourri, et les gens honnêtes ne font pas ça.

– En l'état, je considère qu'aucune audition supplémentaire n'est nécessaire.

– C'est une plaisanterie ?

– Non, monsieur Dickstein, c'est une décision. Et j'ai pris soin de préciser « à ce stade », si ça vous a échappé. Je n'ai pas envie de ridiculiser notre Commission en appelant les plus grands patrons que compte ce pays. Dois-je vous rappeler le pataquès de l'audition de J.P. Morgan Jr. en personne l'an dernier ?

L'allusion de McCormack ne l'amuse pas. Bien sûr qu'il se souvient de ce printemps 1933, lorsque les plus grands banquiers défilaient les uns après les autres pour être auditionnés par le Sénat qui traquait les responsables et les profiteurs de la crise. La Commission était dirigée par le pugnace Ferdinand Pecora qui resta connu pour avoir inventé le mot *bankster*, pour désigner les « banquiers-gangsters ».

Le 1er juin 1933, J.P. Morgan Jr. était installé pour répondre une fois encore aux questions des élus, quand, dans l'agitation provoquée par les curieux et les journalistes, un homme posa une naine sur les genoux du puissant banquier. Personne ne comprit ce qu'il se passait. La femme mesurait vingt-sept pouces, soit environ soixante-huit centimètres, c'était une brune vêtue d'une robe en satin bleu à volants et d'un chapeau en paille rouge à mailles de filet. Lamont et les autres furent pétrifiés, mais Morgan prit la chose avec philosophie et entama la discussion avec la jeune femme sous le regard éberlué mais ravi des journalistes et des photographes.

– J'ai un petit-fils plus grand que toi, lui dit-il.

– Mais je suis plus vieille, répondit Lya Graf.

– Ah bon, quel âge as-tu ?

– Seulement vingt ans.

– Eh bien, tu ne les fais vraiment pas.

Sur le coup, certains imaginèrent que les conseillers du banquier avaient trouvé une bonne idée pour humaniser un homme dont le nom était pour beaucoup synonyme de bankster. La réalité était tout autre. L'idée revenait à un attaché de presse du cirque Ringling Brothers and Barnum & Bailey qui, avec la complicité d'un reporter du Scripps-Howard nommé Ray Tucker, avait trouvé un moyen de promouvoir son cirque. Et de fait, le lendemain, la photo du titan avec une naine sur les genoux s'étalait dans tous les journaux[1].

– C'est vous qui dirigez cette commission, John. Si j'en avais l'honneur, ils défileraient tous devant nous. Un à un. Ces banquiers, ces industriels, ces capitalistes pétris de haine des Juifs, qui ont, j'en suis persuadé, tout fait pour renverser notre démocratie à leur profit.

– Vous avez absolument raison, je vous confirme que c'est bien moi qui la dirige, Sam. Je suis toutefois prêt à auditionner Me Albert Grant Christmas, l'avocat de M. Sterling Clark. Il faudra pour cela attendre son retour de France. Probablement au début de l'année prochaine.

Les deux hommes sortent de la pièce, suivis de leurs assistants.

1. Lya Graf, Lia Schwarz de son vrai nom, décida peu après cette photographie qu'elle ne souhaitait plus vivre sous le feu des projecteurs. En 1935, elle mit fin à sa carrière d'artiste aux États-Unis et retourna dans son Allemagne natale. Parce qu'elle n'était juive qu'à moitié, elle n'imaginait pas prendre un quelconque risque en rentrant chez elle, dans sa famille. En 1937, Lia et ses parents furent arrêtés par la Gestapo et conduits au camp de concentration de Sachsenhausen, non loin de Berlin. Déportée à Auschwitz en 1941, elle fut gazée à son arrivée, en même temps que son père et sa mère.

Newtown Square, Pennsylvanie, le lendemain

Ils effraient mon épouse et menacent de détruire ma pelouse. Si je m'écoutais, un bon coup de fusil en l'air et hop, ils s'envoleraient telle une nuée d'étourneaux. Mais ce ne serait pas convenable. Ils font leur travail. Je suis l'homme du jour. Le meilleur moyen de les faire partir est de sortir sur le perron pour leur parler. C'est le conseil que me donne Dimmy et je crois qu'il est frappé au coin du bon sens.

À peine ai-je ouvert la porte que les reporters s'agglutinent autour de moi. Général, général, général ! Monsieur Butler, une question ! Une déclaration ? Vous maintenez vos accusations ? Avez-vous le sentiment de prendre un risque ? Avez-vous peur pour votre sécurité ? Ils vous accusent de mentir, que leur répondez-vous ?

– Messieurs, messieurs, du calme. Je vais vous dire quelques mots et quelques mots seulement. Vous y trouverez des réponses à vos nombreuses questions. Tout ce que j'ai dit hier à la Commission est la stricte vérité. Je ne suis pas un menteur, je ne l'ai jamais été et je ne vais pas le devenir à mon âge. Je lis ici ou là que je cherche de la publicité. N'ayant rien à vendre, l'accusation me semble risible, pour ne pas dire grotesque. Vous devez savoir que mon nom est utilisé depuis longtemps dans tout le pays par de multiples organisations. Elles s'imaginent aller voir des vétérans en leur disant : « Regardez, Butler est avec nous. » Elles ont cherché à m'utiliser. Les enquêteurs qui ont suivi cette affaire ont trouvé mon nom qui revenait partout, alors ils voulaient savoir ce que je savais à ce sujet – et je ne suis pas le seul impliqué dans cette histoire.

– Qui d'autre ?

– Lisez votre confrère Paul Comly French, et ne vous fiez pas aux mensonges. Merci à tous, passez une bonne journée, et prenez soin de vous et de ma pelouse.

– Un dernier mot, général Butler. Le maire de New York, Fiorello La Guardia, a parlé tout à l'heure d'un « putsch de cocktail », dont quelqu'un a sûrement eu l'idée comme une blague lors d'une soirée, et que vous avez eu la faiblesse ou, pardonnez-moi, la bêtise de le croire… Un commentaire ?

– Non.

Ça devrait les calmer. Ils repartent. Peu importe que ce soit moi qui aie en réalité contacté la Commission pour témoigner. Je ne suis pas seul. Dimmy bien sûr, mais aussi tous les télégrammes et les lettres de soutien que je commence à recevoir. « Il y a des millions de personnes qui, en Amérique, vous applaudissent », « Merci d'avoir eu le courage de combattre cette pieuvre de Wall Street », « Nous exprimons toute notre gratitude », « Vous avez été un grand patriote, et vous l'êtes encore aujourd'hui »…

Washington DC, 26 novembre 1934

Le sang de Dickstein ne fit qu'un tour en parcourant le *New York Times* du jour. Son assistant l'entendit marmonner un « fils de pute » dont il ne sut pas d'abord à qui il s'adressait. La veille, sous la pression de journalistes d'investigation surpris par l'absence de convocation dans l'affaire révélée par le général Butler, McCormack avait consenti à annoncer que la commission qu'il dirigeait allait faire une déclaration. Huit mille mots signés par McCormack et Dickstein. On retrouva quelques extraits dans le journal qui en eut la primeur :

> La Commission n'a pas reçu de preuves qui justifieraient dans la moindre mesure d'inviter devant elle des hommes tels que John W. Davis, Thomas W. Lamont ou d'autres. La Commission ne tiendra pas compte des noms mentionnés dans les témoignages qui ne constituent que des ouï-dire. Le comité ne se préoccupe pas des comptes rendus

prématurés parus dans les journaux, lorsqu'ils ont été publiés avant la prise des témoignages.

Dickstein avait réussi à arracher l'appel à témoigner de Robert Sterling Clark en plus de celui de son avocat Albert Grant Christmas à leur retour de Paris. Évidemment, ils ne seraient pas pressés de faire leurs bagages. Ce qui avait mis Dickstein en colère, c'était le titre choisi par le *New York Times* et en particulier les guillemets :

LA COMMISSION EST CALME CONCERNANT LE « COMPLOT » DE BUTLER

Le soi-disant complot de Wall Street visant à faire du major général Smedley D. Butler le chef d'un mouvement fasciste pour prendre le contrôle du gouvernement national et rétablir le Gold Standard n'a pas réussi, hier, à émerger sous une forme alarmante, à lire la déclaration de la Commission au sujet des preuves dont elle dispose.

Son nom est bien au bas de la déclaration de la Commission, mais la version finale n'est pas la sienne. À la lire, le complot n'est pas prouvé et ne le sera probablement jamais. Il est entre guillemets dans la presse. Quelle infamie.

De rage, Dickstein prend congé de son assistante et s'installe seul à son bureau. Il saisit son plus beau stylo, et, sur une feuille blanche comportant son nom et sa fonction, il se met à rédiger une lettre. Elle est adressée au président des États-Unis, Franklin D. Roosevelt. Elle commence ainsi :

> *La Commission a publié le court rapport ci-joint sur les accusations de Butler, que nous avons rendues publiques, car la pression exercée sur la Commission a rendu cette démarche absolument impérative… Mais j'aimerais beaucoup avoir une conversation avec vous lorsque cela vous conviendra.*

Dans la foulée, toujours aussi en colère, Dickstein écrit au *New York Times*. Rien n'est acté, la Commission n'en a pas fini, l'audition de Clark s'annonce capitale, l'enquête n'est pas enterrée, MacGuire n'a absolument pas satisfait les attentes de la Commission.

Le lendemain, le journal publiera la déclaration de Dickstein, lequel notera, à sa grande satisfaction, la disparition des guillemets. Quant à Roosevelt, il attendra trois jours pour répondre à l'élu qu'il recevrait avec plaisir son rapport tout en l'encourageant à poursuivre l'enquête.

52 Broadway, New York, 1er décembre 1934

Morgan est comme un lion en cage. Il hurle qu'il ne peut faire confiance à personne qu'à lui-même, qu'il est entouré d'imbéciles incapables d'anticiper la moindre chose, qu'heureusement qu'avec ses réseaux il a pu interférer sur les travaux de la Commission. Mais il ne peut pas tout faire tout seul ! Ce Dickstein, ce youpin, personne ne peut agir sur lui ? Hoover n'a pas un moyen de pression ? Une maîtresse ? Des parties fines ? Que sais-je, moi, un amant ? Des pratiques déviantes ? Trouvez ! Il crie que Murphy n'a pas eu l'idée du siècle en leur vendant MacGuire. La presse ! Ce sont nos amis de la presse qui doivent nous aider, s'égosille-t-il en tapant sur le bureau. Ses mots sont comme des coups qu'il assène à Murphy. Il a fait de lui le trésorier de l'American Liberty League, il a fait de lui un homme riche. Murphy ! Murphy ! Murphy ! Il pose son index sur son front, pour l'inviter à réfléchir. Et voilà maintenant que le commandant James Van Zandt affirme à la presse qu'il a été au courant d'un complot, mais qu'il a refusé de s'y engager ! Ça fait beaucoup. Ça fait trop !

Murphy n'a jamais vu Morgan dans cet état-là. C'est que l'homme a peur, se dit-il. Non, il n'a pas peur, il est terrifié. Ses amis de la Maison Blanche l'ont alerté que le président en personne suit tout cela de très près. Et, un malheur ne venant jamais seul, à la grande surprise des commentateurs, les démocrates ont conservé les deux chambres lors des élections de mi-mandat. Pire, ils ont accentué leur avance. Il se murmure que Roosevelt veut accélérer son New Deal. On parle de deuxième phase. Et, cauchemar parmi les cauchemars, il aurait pour projet de reconnaître le droit légal des employés du secteur privé à faire grève, à se syndiquer et à s'engager dans la négociation collective, tout en les protégeant contre les abus et les violations de leurs droits par leurs patrons.

– C'est une balle entre les deux yeux qu'on aurait dû lui mettre, à ce satané Rosenfeld, pas cet improbable complot qui nous fout dans de beaux draps. Oui, une jolie balle et c'était réglé. Et une deuxième, allez, dans le cœur juif de Baruch. Débarrassés !

Morgan s'est calmé. Il a dit cela assis, presque désespéré. Il redevient un vieil homme. Pour un peu, Murphy aurait de la peine à le voir ainsi.

– Parlons de choses plus douces : l'American Liberty League, ça se passe comment, monsieur le trésorier ?

– Un demi-million de dollars, pas mal, non ? Bientôt nous serons plus riches que le parti républicain !

– Bientôt, ce n'est pas précis.

– Alors je dirais en 1936, pour l'élection présidentielle.

– Et dans la presse ?

– Nous l'inondons d'articles. Bientôt, l'American Liberty League sera connue de tous.

– Bientôt, ce n'est toujours pas assez précis.

– Ah, là, je ne peux pas vous répondre avec plus de précision !

– Je vous taquine, Murphy. Vous faites du bon travail. Enfin, pour ce qui est de la League…

Deux jours plus tard, le 3 décembre, le magazine *Time*, où J.P. Morgan dispose de deux sièges au conseil d'administration et d'une part d'actions aux côtés d'autres « amis », Brown Brothers Harriman & Co. et la New York Trust Company, publie un long article. Henry Luce, le patron de *Time*, grand admirateur de Mussolini, ne peut que voler au secours de ses puissants actionnaires avec qui il partage les mêmes valeurs.

AFFAIRES NATIONALES :
UN COMPLOT SANS COMPLOTEURS

Un matin glacial de novembre 1935, cinq cent mille vétérans sortirent de leurs couvertures dans les landes de pins autour du camp du Civilian Conservation Corps à Elkridge, dans le Maryland. Les notes de trompette retentissantes de l'« Assemblée » les pressaient de se rendre sur le terrain de parade du camp, où, monté sur un cheval blanc et entouré de son état-major, les attendait leur leader, le major général Smedley Darlington Butler, ancien membre du corps des marines des États-Unis.

– Messieurs, s'écria le général Butler, Washington n'est qu'à trente miles d'ici ! Voulez-vous me suivre ?

La réponse fut une puissante clameur : « Oui ! »

Escouade après escouade, les cinq cent mille hommes marchèrent vigoureusement sur la route nationale américaine n° 1 et se dirigèrent vers le sud. Un train d'approvisionnement en munitions, fourni par Remington Arms Co. et E.I. du Pont de Nemours & Co., clôturait la marche. À la tête de la longue colonne qui serpentait à travers la brume du matin, se trouvait le général Butler avec son haut commandement. Le général Douglas MacArthur, qui un an auparavant avait été le chef d'état-major de l'armée, trottait joyeusement aux côtés du général Hugh Samuel Johnson, le vieux cavalier impitoyable. Dans leur sillage, trois anciens commandants de la Légion américaine – Hanford MacNider, Louis Johnson et Henry Stevens. Entre eux et la première escouade d'hommes à pied, glissait une limousine brillante. À l'arrière, sur les sièges moelleux, on apercevait John P. Morgan et son partenaire, Thomas William Lamont, profondément absorbés dans une conversation solennelle.

Ils atteignirent Washington à la nuit tombante et Pennsylvania Avenue fut envahie de bout en bout par cette armée de citoyens. Ses éperons résonnèrent bruyamment lorsque le général Butler entra dans le bureau du président Roosevelt.

– Monsieur le Président, grogna le général, j'ai cinq cent mille hommes dehors qui veulent la paix, mais qui veulent autre chose aussi. Je souhaite que vous limogiez Cordell Hull de son poste de secrétaire d'État.

Le président téléphona aussitôt de l'autre côté de la rue pour obtenir la démission de M. Hull.

– Et maintenant, monsieur le Président, poursuivit le général Butler, je vous demande de pourvoir immédiatement à ce poste vacant en me nommant secrétaire d'État.

Le président Roosevelt s'exécuta en moins d'une minute.

– Que ce soit bien clair, déclara le nouveau secrétaire d'État au président, dorénavant, je serai l'Exécutif de la nation. Vous pouvez continuer à vivre ici, à la Maison Blanche, et à percevoir votre salaire, mais vous ferez et direz uniquement ce que je vous dirai. Sinon, vous et le vice-président Garner serez traités comme je l'entendrai. Dans ce cas, en tant que secrétaire d'État, je succéderai à la présidence, comme prévu par la loi.

Le président hocha la tête, et les États-Unis devinrent un État fasciste. Tel fut le tableau cauchemardesque de l'avenir de l'histoire américaine que le général Butler peignit la semaine dernière à Manhattan devant la Commission spéciale de la Chambre des représentants enquêtant sur les activités antiaméricaines.

Aucun officier militaire des États-Unis, depuis le turbulent George Custer, n'a réussi à s'attirer autant les foudres publiques que Smedley Darlington Butler. Après une brillante carrière aux quatre coins du globe avec les marines, le général Butler fut « emprunté » par Philadelphie en 1924 pour purger la ville de ses activités de contrebande d'alcool. Le général, au tempérament bouillonnant, démissionna l'année suivante, certifiant qu'il avait été utilisé comme une « façade respectable » pour un groupe de racketteurs politiques. En 1927, il fit de nouveau les gros titres en accusant un colonel des marines du délit d'ivresse après une fête chez ce dernier à San Diego, en Californie. Quatre ans plus tard, le général Butler faillit être jugé en cour martiale pour avoir déclaré à un auditoire de Philadelphie que Benito Mussolini était un conducteur meurtrier et imprudent. Il se retrouva peu après mêlé à une dispute avec le ministre haïtien, qui affirmait qu'un fort dont le général Butler prétendait s'être emparé en Haïti n'avait jamais existé. Après ces incidents particulièrement embarrassants, le général Butler jugea préférable de démissionner des marines en 1931 pour se consacrer à la politique et aux discours publics en tant que citoyen privé. En 1932, il se rendit à Washington pour haranguer la Bonus Army et postula sans succès au Sénat de la Pennsylvanie sous une étiquette anti-alcool. En décembre dernier, il exhortait les anciens combattants : « Si les démocrates prennent soin de vous, gardez-les au pouvoir – sinon, mettez-les dehors. » En mai, il professait : « La guerre est un racket. » Le mois dernier, il annonça à une congrégation juive de Manhattan qu'il ne combattrait plus jamais en dehors des États-Unis. Après une semaine de silence, le général Butler répandit à nouveau son langage martial dans la presse nationale, lorsqu'il confia à un reporter du *Philadelphia Record* et du *New York Post* qu'on lui avait offert la direction d'un putsch fasciste, prévu pour l'année suivante.

Les représentants de la Commission des activités antiaméricaines Samuel Dickstein, de l'East Side de Manhattan, et John W. McCormack, du sud de Boston, reprirent cette histoire fantastique et convoquèrent le hardi général pour une audition à huis clos.

Le général commença par dire que l'été précédent, Gerald MacGuire, un vendeur de titres de la société GMP Murphy & Co. de Manhattan, l'avait abordé au nom d'un grand investisseur privé, Robert Sterling Clark, lui offrant dix-huit mille dollars pour prendre la parole lors du Congrès de la Légion américaine en faveur du Gold Standard. Le général refusa. Ensuite, dit-il, MacGuire, un ancien commandant de la Légion du Connecticut, lui proposa un plan ambitieux pour un coup d'État fasciste. DuPont et Remington fourniraient les armes. Morgan & Co. et GMP Murphy & Co. apportaient trois millions de dollars pour constituer une armée de cinq cent mille vétérans qui seraient apparemment concentrés à Elkridge. Si le général Butler refusait d'être « l'homme sur le cheval blanc » qui dirigerait cette armée sur Washington pour arracher le gouvernement à Franklin Roosevelt, le commandement serait offert à d'autres haut gradés impliqués dans le complot – le général Johnson, le général MacArthur, les trois anciens commandants de la Légion américaine. Le général Butler expliqua qu'il avait « attendu son heure » pour connaître tout le complot, avant de faire ses révélations.

Profitant de la publicité qui leur tombait dessus de façon si inespérée, les représentants McCormack et Dickstein commencèrent à appeler des témoins pour exposer le « complot ». Mais il ne semblait y avoir aucun comploteur.

Un capitaine d'armée, commandant du camp CCC à Elkridge, ne put apporter de lumière sur le rapport selon lequel son poste devait devenir une base révolutionnaire.

M. Morgan, tout juste rentré d'Europe, n'eut rien à dire, mais son partenaire Lamont répliqua : « C'est de la pure folie ! Trop ridiculement incroyable pour en parler ! »

« Il ferait bien de faire attention, grommela pour sa part le général Johnson. Personne ne m'a parlé de quoi que ce soit de ce genre, et s'ils l'avaient fait, je les aurais jetés par la fenêtre. »

Le président de GMP Murphy & Co., Grayson Mallet-Prevost Murphy, lieutenant-colonel pendant la guerre, ronchonna : « Une fantaisie !... Et je ne crois pas un mot de ce qui concerne M. MacGuire. »

L'investisseur Clark, à Paris, admit volontiers avoir essayé de convaincre le général Butler d'utiliser son influence sur la Légion contre la dévaluation du dollar, mais il affirma catégoriquement : « Je ne suis ni fasciste ni communiste, mais américain. » Il brandit la menace d'un procès en diffamation, « à moins que toute l'affaire ne soit reléguée aux pages humoristiques d'ici dimanche ».

« Ça ressemble à l'histoire la plus drôle de l'année », intervint le général MacArthur depuis Washington.

[...]

Le Dr William Albert Wirt, en charge des écoles publiques à Gary, Indiana, convaincu que les communistes allaient prendre le pouvoir au printemps dernier, adopta un point de vue pragmatique sur le soulèvement fasciste du général Butler. « Trois millions de dollars seraient une broutille pour une révolution, dit-il. Cela ferait seulement six dollars par tête pour une armée de cinq cent mille hommes... »

La seule personnalité publique à soutenir la version du général Butler fut le commandant James Van Zandt, des Veterans of Foreign Wars. Il affirma avoir été au courant du complot depuis le début, mais avoir refusé d'y participer.

Bien que la plupart des citoyens se moquent de la dernière affaire Butler, la commission spéciale de la Chambre refusa de se rallier au sentiment général. Passant de cette histoire de putsch fasciste à une enquête sur le communisme chez les ouvriers de la fourrure à New York, le représentant Dickstein promit au commandant Van Zandt une audition ultérieure à Washington. « D'après les indices actuels, dit le représentant new-yorkais avide de publicité, le général Butler a des preuves. Il ne porte pas de graves accusations sans avoir quelque chose pour les étayer. Nous aurons ici des hommes d'un plus grand renom que Butler avant que tout cela ne soit terminé. »

ÉPILOGUE

25 mars 1935

Butler ne sut s'il était triste ou indifférent. La mort d'un homme ne doit jamais rendre heureux. La photographie présentait son visage sympathique. Tiens, il était marié et avait cinq jeunes enfants. Il avait menti. Ce n'était pas la première fois, mais à coup sûr la dernière. Le général referma le *New York Times* que lui avait tendu le fidèle Dimmy. Le téléphone sonna.

Ils venaient de mettre le point final au livre. Un pamphlet, avait précisé Dimmy. Oui, un pamphlet. Dans la dernière ligne droite, un curieux personnage leur avait donné un sacré coup de main. Butler n'avait d'abord découvert qu'un morceau de John Spivak. La neige s'était abattue brutalement la nuit précédente, si bien que les jambes du journaliste étaient en grande partie invisibles. Le général et Dimmy avaient bien ri en le voyant ainsi embarrassé. Ce Spivak, très brun et au physique d'intellectuel, n'arrivait pas à l'improviste. Trois jours plus tôt, il avait téléphoné à Butler pour l'informer qu'il avait des révélations à lui faire sur le travail de la Commission

McCormack-Dickstein devant laquelle le général avait témoigné deux mois plus tôt. C'était urgent. Se voir, le plus tôt possible. Dimmy connaissait le travail de Spivak. « Un communiste ! » avait-il tonné. Butler avait répondu sur le même ton : « Nous avons les mêmes ennemis, qu'il vienne ! » Ils ignoraient somme toute que John Spivak était depuis quelques mois un agent du NKVD, l'ancêtre du KGB.

Les bottes pleines de neige, il avait attendu que Butler l'invite à entrer. De toute façon, elle allait fondre et un coup de chiffon sécherait tout cela en moins de temps qu'il ne fallait pour le dire. Spivak avait un débit saccadé et rapide comme s'il craignait de ne pas avoir le temps de terminer ses phrases. Dimmy et Butler le rassurèrent, mais rien n'y fit, c'était sa façon de parler depuis l'enfance, il s'en excusa. C'est donc à ce rythme qu'il leur apprit qu'il avait pu avoir accès au rapport final de la Commission McCormack-Dickstein et qu'elle avait charcuté, c'est le mot qu'il employa, des passages entiers pour protéger les puissants qu'avaient cités Butler et French.

– Cela ne fait pas un pli. McCormack a tout fait pour torpiller votre légitime dénonciation. Je ne sais qui a fait pression sur lui et comment. Je doute de parvenir à remonter à la source. J.P. Morgan ? Du Pont ? Murphy ? Roosevelt ?

– Roosevelt ? Pourquoi diable le président irait-il étouffer un complot visant à le renverser ?

– C'est une bonne question, général, je me permets d'y répondre par une hypothèse. Peut-être n'a-t-il aucune envie de voir des grandes figures du parti démocrate jetées ainsi en pâture. Deux anciens candidats à la présidence, ce n'est pas rien…

– Et peut-être a-t-il envie de conserver en vie l'American Liberty League en vue de la campagne présidentielle de 1936…

– Je suis absolument de votre avis, monsieur Dimitman. Et si finalement les noms des gens qui se trouvent mêlés à cette entreprise fasciste sortent, vous y verrez la main du pouvoir qui aura tout loisir de se présenter comme le parti du peuple contre des oligarques sans foi ni loi. On m'a dit que vous travailliez à un brûlot anticapitaliste, général Butler ?

– Vous êtes décidément fort bien informé, monsieur Spivak…

– Appelez-moi John, nous sommes dans le même bateau, à naviguer sur les emmerdes…

– John, on ne peut rien vous cacher. Dimmy et moi sommes dessus depuis des mois. Il nous manque un peu de temps et peut-être d'esprit pour enfin l'achever.

Et c'est ainsi que Spivak a mis la main à la pâte. Son sens de la formule et son engagement idéologique apportèrent beaucoup à *La guerre est un racket*. Butler et Dimmy ignoraient bien sûr que leur nouvel ami comptait sur le bruit que ferait ce pamphlet pour porter un nouveau coup à l'Amérique et au capitalisme.

C'est Spivak qui avait appelé Dimmy, essoufflé, saccadé, urgent :

– Avez-vous lu le *New York Times* ?

– Non, mais à votre voix, je sens que je devrais…

– Mais oui, c'est énorme, énorme ! Découvrez par vous-même, faites lire Butler et rappelez-moi immédiatement après, cela vaut un chapitre de votre livre, peut-être, je ne sais pas, mais c'est…

– Énorme, oui, j'ai saisi l'urgence.

Dimmy s'est précipité chez le marchand de journaux et avant même d'être rentré chez lui il a découvert, en page intérieure, l'article en question. Il n'en est pas revenu. C'était la première fois qu'il le voyait en photo. Il ne le pensait pas aussi rondouillard. L'information le sidéra. Les questions se bousculaient. Il appela Butler qui n'avait pas encore lu le journal.

G.C. MacGuire est mort ;
il était accusé de complot.
Pour les médecins, il a succombé
à l'injustice qui l'a frappé

Gerald C. MacGuire, qui avait été auditionné l'automne dernier par le Congrès pour sa prétendue complicité dans un complot fasciste visant à renverser le gouvernement, est décédé tôt ce matin à l'hôpital Grace, à New Haven, Connecticut.

Les déclarations faites par sa famille soutiennent qu'il avait été « piégé à des fins de publicité » en lien avec les activités fascistes présumées et que sa mort était directement due à un effondrement survenu après les accusations portées par le major général Smedley D. Butler, puis par un comité du Congrès, selon lesquelles il aurait dit qu'il dirigerait cinq cent mille vétérans de la Première Guerre mondiale dans un complot pour investir le gouvernement fédéral.

Son frère, William J. MacGuire de New York, a publié une déclaration immédiatement après sa mort, attribuant directement la maladie fatale de M. MacGuire à l'attaque injuste lancée contre lui par le comité. Tous les membres de sa famille et ses proches ont unanimement déclaré qu'il n'avait aucune connexion avec le complot présumé ni avec des sympathisants fascistes.

Le général Butler a ensuite nié avoir formulé ces accusations.

Voici la déclaration de W. J. MacGuire concernant la mort de son frère :

« Le Dr Lawrence Renehan, le médecin de Gerald, a spécifiquement indiqué que cette maladie peut être directement attribuée aux accusations injustifiées lancées par la commission du Congrès dirigée par le député McCormack, qui étaient apparemment basées sur les accusations du général Butler, accusations qu'il a ensuite nié avoir faites. »

Le Dr Renehan a confirmé cette opinion hier.

« L'état de santé de Gerald MacGuire s'est progressivement dégradé après les auditions de la commission en novembre dernier, a-t-il expliqué. Sa tension artérielle a augmenté et son état général en a été affecté, notamment son cœur et ses reins. Sa santé a ensuite rapidement décliné. »

Le Dr Frank E. Toole, qui a suivi M. MacGuire, a apporté ce soir de nouveaux détails sur sa mort :

« Tout au long de sa maladie, il a constamment déliré à propos de l'injustice qui lui avait été faite par la commission du Congrès et des accusations infâmes portées contre lui. Ce sont ces accusations qui ont provoqué son état de faiblesse et son effondrement, ce qui a finalement conduit à la pneumonie avec complications, cause de sa mort. »

Le rapport officiel du Dr Toole indique ainsi que la mort de M. MacGuire a été causée par « une pneumonie avec complications ».

– Mais qui meurt d'un sentiment d'injustice ? hurla Dimmy, saisi par la colère et plus encore par la peur.

Butler était comme transi par ce qu'il venait de lire. Réduit au silence par la terreur, il se contentait de murmurer pour lui-même plus que pour Dimmy :

- Ils ne l'ont tout de même pas tué, ils ne l'ont tout de même pas tué…

Le téléphone le sortit de sa torpeur. Spivak au bout de la ligne.

– Je n'ai pas eu la patience d'attendre votre appel, général. Je suppose que vous avez appris pour MacGuire…

– À l'instant. Je ne sais pas quoi en penser…

– Moi, je sais. Ils l'ont fait taire pour toujours. Ces capitalistes sont prêts à tout pour se protéger. MacGuire était gênant. Bavard et gênant, pour être précis. Deux défauts qui vous envoient dans l'au-delà.

– Rien ne permet de l'affirmer. Il était peut-être vraiment malade.

– Sacrée coïncidence. Non, si vous voulez mon avis, on sabre le champagne sur la Cinquième Avenue...

– Ça, je veux bien le croire, mais cela ne veut pas dire qu'ils sont à l'origine de sa mort.

– Vous êtes revenu sur vos accusations, au fait ?

– Non, bien sûr que non, c'est un mensonge pour me nuire.

– Avez-vous remarqué l'article qui se trouve juste à côté de celui qui annonce la mort de MacGuire ? Sous la photo du pauvre Jerry. Regardez, et rappelez-moi. C'est un message qu'ils nous envoient. Pardon, qu'ils vous envoient.

Ni Butler ni Dimmy n'y avaient prêté attention.

LA LIBERTY LEAGUE POURSUIVRA SON ACTION.
UN NOUVEAU BUREAU RÉGIONAL
POUR DÉVELOPPER L'ADHÉSION

L'American Liberty League a ouvert un bureau régional dans l'Empire State Building, a annoncé hier Willard Johnstone, président du comité d'organisation de la League à New York. M. Johnstone a également annoncé que la première réunion organisée pour les hommes intéressés par la League se tiendrait samedi à 12 h 30 à l'Empire State Club.

Cette réunion marquera la première étape officielle dans la région métropolitaine pour développer l'adhésion. Des projets sont en cours pour créer des unités similaires dans les villes et villages à travers l'État.

La League, une organisation non partisane, a été fondée en août dernier pour promouvoir la liberté individuelle et défendre les droits et privilèges accordés par la Constitution.

– Allô, Butler…

– Oui, Spivak, je suis là, nous avons lu l'article.

– Le message est aussi clair que la coupe de cristal dans laquelle ils célèbrent leur victoire. Le 15 février dernier, la Commission McCormack-Dickstein a remis son rapport final accréditant la thèse d'un complot fasciste. Le 25 mars, ils ont éliminé l'homme qui les gênait et, au même moment, ils annoncent fièrement poursuivre leur travail de sape de la démocratie au sein de l'American Liberty League…

– Spivak, je ne vous cache pas que tout ce que vous nous dites a du sens et même une certaine cohérence, mais…

– Il n'est pire aveugle que celui qui ne veut pas voir.

Quelques jours plus tard, au grand dam de Samuel Dickstein, la commission qu'il coprésidait avec John

McCormack fut dissoute. Dickstein s'était battu comme un beau diable à la Chambre des représentants pour obtenir une rallonge budgétaire. Mais les temps étaient durs. Et si les élus reconnaissaient que la misère poussait vers le fascisme ou le communisme, il valait mieux mettre tous les moyens de l'État à redresser le pays plutôt qu'à chasser des ennemis insaisissables. Insaisissables ou trop puissants. Dickstein en était persuadé. On lui faisait payer son obsession pour la menace fasciste. S'ils n'avaient poursuivi que les rouges, l'argent aurait continué à affluer. Roosevelt lui-même n'avait pas insisté. De qui avait-il peur[1] ?

Jusqu'à l'élection présidentielle de 1936, la presse accorda un large écho aux actions de l'American Liberty League. Des centaines d'articles s'étalèrent dans les grands journaux américains. En 1935 et 1936, la League publia cent trente-cinq brochures et un bulletin mensuel, qui furent diffusés dans des millions de foyers et des milliers de bibliothèques à travers le pays. La League

1. En 1999, Allen Weinstein et Alexander Vassiliev ont publié *The Haunted Wood : Soviet Espionage in America – the Stalin Era.* Grâce à l'utilisation des dossiers du KGB jusqu'alors indisponibles, ils ont pu révéler qu'entre 1937 et 1940, Staline avait un espion au Congrès, en la personne de Samuel Dickstein. D'une vénalité qui choqua jusqu'à Moscou, il informa l'URSS contre de grosses sommes d'argent, essentiellement sur les forces anticommunistes et profascistes américaines. Son nom de code était Crook.

parrainait également des dizaines de discours diffusés sur les réseaux radiophoniques nationaux, dont beaucoup furent ensuite réimprimés sous forme de brochures, que la presse relayait systématiquement et religieusement. Les frères du Pont en étaient certains : la machine de guerre qui comparait Roosevelt à Hitler ou le New Deal au soviétisme allait emporter le président dans les oubliettes de l'histoire.

Mais cette League, loin d'être une malédiction, fut une bénédiction pour le président américain. Alors que certains de ses conseillers le poussaient à faire de la Cour suprême qui avait censuré des pans entiers du New Deal le principal sujet de sa campagne, Roosevelt suivit l'avis de Felix Frankfurter, l'un des architectes intellectuels du New Deal, selon lequel le peuple américain accordait une trop grande considération à la Cour et qu'une attaque contre celle-ci permettrait à ses opposants de dépeindre le président comme un radical. C'est ainsi que l'idée d'une campagne exclusivement centrée sur le rejet de l'American Liberty League s'imposa. James Farley, le directeur de campagne de Roosevelt, conclut que la League était « l'une des organisations les plus vulnérables à avoir jamais émergé en politique ». Il serait aisé de la défaire car elle avait été fondée et était dirigée par des hommes d'affaires milliardaires responsables de la Dépression et qui avaient un intérêt personnel à faire échouer le New Deal. Farley déclara que la League devrait être appelée l'« American Cellophane League », parce que « premièrement, c'est un produit DuPont, et deuxièmement, on peut voir à travers ». Durant la campagne, Roosevelt ignora le parti républicain et son adversaire Alf Landon. Le résultat fut sans appel. Le 3 novembre 1936, le champagne que les milliardaires avaient bu à la mort de MacGuire resta cette fois au frais : le président remporta tous les États à l'exception du Maine et du Vermont. Le parti démocrate accentua son avance dans les deux chambres du Congrès. L'American Liberty League déclina très vite, avant de disparaître dans l'indifférence générale en 1940.

Butler et Dimmy célébrèrent la réélection de Roosevelt. Ils trinquèrent, même s'ils lui en voulaient de ne pas avoir pesé de tout son poids politique lors de la révélation du complot. C'est qu'ils venaient de traverser une sacrée période de turbulences. Il y avait eu la dénonciation du complot, la campagne de presse haineuse, la mort de MacGuire, la peur d'être le prochain sur la liste, et la nausée de ne voir aucun des grands noms inquiété. J.P. Morgan, du Pont, Clark, Murphy et les autres continuaient leur business. Qui sait s'ils ne tenteraient pas d'autres aventures fascisantes qui resteraient pour l'éternité dans les limbes de l'histoire ?

Ils durent cependant reconnaître le talent politique d'un homme qui avait préféré laisser filer les complotistes qui voulaient sa peau. Survivants et ambitieux, ils lui étaient plus utiles que moribonds et au pilori.

La publication de *La guerre est un racket* à l'automne 1935 n'eut guère d'échos dans la presse, sinon socialiste. Butler relevait déjà de l'histoire ancienne. Pour les grands journaux qui en parlèrent, c'était l'explication de tout le cirque qu'avait fait le général quelques mois plus tôt : s'offrir de la publicité gratuite pour assurer le succès de ce pamphlet pacifiste et anticapitaliste. Butler en fut meurtri. Il songea que son pamphlet aurait pu s'appeler *La démocratie est un racket.* Il était toutefois fier. Fier de laisser sur le papier ce qu'il avait sur le cœur :

> *J'ai passé trente-trois ans et quatre mois en service militaire actif et, pendant cette période, j'ai consacré la plupart de mon temps à être un homme de main de haut vol pour les grandes entreprises, Wall Street et les banquiers. En résumé, j'étais un racketteur, un gangster du capitalisme. J'ai aidé à rendre le Mexique, et en particulier Tampico, sûr pour les intérêts pétroliers américains en 1914. J'ai contribué à faire de Haïti et de Cuba des endroits décents pour que les gars de la National City Bank y collectent des revenus. J'ai participé au viol de toute une demi-douzaine de républiques d'Amérique centrale pour le bénéfice de Wall Street. J'ai aidé à purifier le Nicaragua pour la maison bancaire internationale des Brown Brothers entre 1902 et 1912. J'ai apporté la lumière à la République dominicaine pour les intérêts sucriers américains*

en 1916. J'ai contribué à rendre le Honduras « correct » pour les compagnies de fruits américaines en 1903. En Chine en 1927, j'ai veillé à ce que Standard Oil poursuive son chemin sans encombre. En repensant à tout ça, j'aurais peut-être donné quelques conseils à Al Capone. Le mieux qu'il ait pu faire a été de faire tourner son racket dans trois districts. Moi, j'ai opéré sur trois continents.

Le général Butler passa les dernières années de sa vie à prononcer un nombre incalculable de discours de paix. Régulièrement, il faisait rire son auditoire en concluant le récit du complot par cette phrase : « Je crois qu'ils avaient choisi le mauvais cheval ! »

La guerre provoqua un miracle. Au lendemain de l'attaque japonaise sur la base américaine de Pearl Harbor, tous s'unirent derrière le président Roosevelt qui entamait un troisième mandat à la tête des États-Unis. Et l'histoire se chargea d'oublier l'aventure fasciste américaine. Butler n'eut pas la douleur d'y assister. Il mourut d'un cancer le 21 juin 1940.

Sources

Butler, Smedley D., Testimony before the Special Committee on Un-American Activities (McCormack-Dickstein Committee), U.S. House of Representatives, 1934.
Archives du Congrès américain. Disponibles dans les U.S. Congressional Records, 73rd Congress, 2nd Session.

Butler, Smedley D., *War Is a Racket*, New York, Round Table Press, 1935.

U.S. Congress, Investigation of Nazi and Other Propaganda : Hearings before a Special Committee on Un-American Activities, 73rd Congress, 1934-1935.
Connue sous le nom de McCormack-Dickstein Committee Report, cette archive contient les minutes des auditions et témoignages liés au complot.

The New York Times Archives, 1934-1936.

The Philadelphia Record (1934-1935).
Journal local ayant couvert le rôle de Butler dans l'affaire du complot.

Roosevelt, Franklin D. : *The Public Papers and Addresses of Franklin D. Roosevelt, 1933-1936.*
Contient de nombreux discours officiels relatifs à l'opposition politique au New Deal.

Bibliographie

Ouvrages spécifiques sur le complot contre Roosevelt

Peu de livres reviennent sur le complot raconté dans ce roman. Le livre de Jules Archer a longtemps fait autorité. Il a depuis été l'objet de remises en question, notamment par Jonathan Katz.

Archer, Jules, *The Plot to Seize the White House*, New York, Skyhorse Publishing, 2007 (1re éd. 1973).

Denton, Sally, *The Plots Against the President. FDR, A Nation in Crisis, and the Rise of the American Right*, New York, Bloomsbury Press, 2012.

Katz, Jonathan M., *Gangsters of Capitalism : Smedley Butler, the Marines, and the Making and Breaking of America's Empire*, New York, St. Martin's Press, 2022.

Schlesinger, Arthur M. Jr., *The Coming of the New Deal, 1933-1935*. Vol. 2 de *The Age of Roosevelt*, Boston, Hough ton Mifflin, 1959.

Schmidt, Hans, *Maverick Marine. General Smedley D. Butler and the Contradictions of American Military History*, Lexington, University Press of Kentucky, 1987.

Ouvrages généraux sur le contexte américain des années 1930

Dunn, Susan, *Roosevelt's Purge. How FDR Fought to Change the Democratic Party*, Cambridge, Massachusetts, Belknap Press of Harvard University Press, 2010.

Hofstadter, Richard, *The American Political Tradition and the Men Who Made It*, New York, Alfred A. Knopf, 1948.

Kennedy, David M., *Freedom from Fear. The American People in Depression and War, 1929-1945*, New York, Oxford University Press, 1999.

Leuchtenburg, William E., *Franklin D. Roosevelt and the New Deal, 1932-1940*, New York, Harper & Row, 1963.

Phillips-Fein, Kim, *Invisible Hands. The Businessmen's Crusade Against the New Deal*, New York, W. W. Norton, 2009.

Ouvrages sur le fascisme américain et les extrêmes droites

La liste des titres traitant de ce sujet est désormais très longue. Ne sont ici cités que quelques livres particulièrement utiles à l'écriture de ce roman, insistant notamment sur les liens entre le fascisme et les milieux d'affaires.

Beekman, Scott, *American Fascism. The Rise of American Authoritarianism in the 1930s*, Jefferson, North Carolina, McFarland, 2022.

Bell, Leland V., *In Hitler's Shadow. American Nazism in the 1930s*, Port Washington, New York, Kennikat Press, 1973.

Hart, Bradley W., *Hitler's American Friends. The Third Reich's Supporters in the United States*, New York, Thomas Dunne Books, 2018.

Higham, John, *Strangers in the Land. Patterns of American Nativism, 1860-1925*, New Brunswick, New Jersey, Rutgers University Press, 2002 (1re éd. 1955).

Lipset, Seymour M., and Raab, Earl, *The Politics of Unreason. Right-Wing Extremism in America, 1790-1970*, New York, Harper & Row, 1970.

Nagorski, Andrew, *Hitlerland. American Eyewitnesses to the Nazi Rise to Power*, New York, Simon & Schuster, 2012.

Tobin, Thomas C., *Father Coughlin's Radio Discourse, 1930-1939. A Study of Religious Nationalism*, East Lansing, Michigan State University Press, 2003.

Ouvrages sur les fascismes européens

Pour écrire certaines scènes européennes de ce roman, j'ai consulté des travaux d'historiens sur les régimes autoritaires qui ont influencé l'imaginaire politique des milieux d'affaires américains dans les années 1930. Les rencontres de Gerald MacGuire à Rome, Berlin et Paris s'inspirent librement de faits documentés, bien que romancés pour les besoins du récit.

Italie

Blinkhorn, Martin, *Fascists and Conservatives. The Radical Right and the Establishment in Twentieth-Century Europe*, Routledge, 1990.

De Felice, Renzo, *Mussolini il Duce. Gli anni del consenso, 1929-1936*, Einaudi, 1974.

Gentile, Emilio, *Le Fascisme. Histoire et interprétation*, Perrin, 2002.

Allemagne

Kershaw, Ian, *Hitler. A Biography*, W. W. Norton & Company, 2008.

Paxton, Robert O., *The Anatomy of Fascism*, Vintage, 2004.

Tooze, Adam, *The Wages of Destruction. The Making and Breaking of the Nazi Economy*, Penguin, 2006.

France

Kéchichian, Albert, *Les Croix-de-Feu à l'âge des fascismes : Travail, famille, patrie*, Seyssel, Champ Vallon, 2006.

Soucy, Robert, *French Fascism. The Second Wave, 1933-1939*, Yale University Press, 1995.

Sternhell, Zeev, *Ni droite ni gauche. L'idéologie fasciste en France*, Seuil, 1983.

Winock, Michel, *La France politique (XIXe-XXe siècle)*, Seuil, 2001.

Remerciements

Pour que ce roman se retrouve entre vos mains, il en a fallu beaucoup d'autres. Des mains, mais aussi des têtes et des cœurs.

Que soit ici remerciés toutes celles et tous ceux qui ont rendu possible ce miracle sans cesse répété.

Ceux qui ont fabriqué l'objet. Graphiste, maquettiste, imprimeur.

Ceux qui ont permis au texte d'exister.

Mon agent, et néanmoins ami, Olivier Rubinstein, premier lecteur, conseiller avisé.

Chez Albin Michel, Gilles Haeri et Anna Pavlowitch, qui ont cru dans cette histoire folle et vraie ; Louise Danou, son éditrice attentive, efficace et encourageante ; Frédérique Pons qui, inlassablement, a défendu ce texte auprès des journalistes ; Juliette Duchemin, qui, enthousiaste, lui a fait rencontrer les lecteurs dans les librairies qui pétillent. Je n'oublie pas préparatrice et relectrices, discrètes et essentielles pour traquer les erreurs. Et non plus les représentants qui dans tous les coins de l'hexagone et au-delà ont raconté cette histoire aux libraires.

Ceux qui vous l'ont apporté.

Les libraires, bien sûr. Que serait ce roman sans eux ? Une âme en peine. Sans yeux pour se porter sur lui. Ils sont ceux qui lui offrent un écrin, table ou étagère, et ceux qui conseillent au lecteur pressé ou indécis. Et si vous l'avez emprunté, les bibliothécaires qui l'auront rangé à la bonne cote, à la bonne place.

J'oubliais les lecteurs, sans qui ce roman ne serait qu'un objet, un parallélépipède rectangle. En l'ouvrant vous en avez fait un corps vivant, quittant la froide géométrie pour la chaleur d'un regard déposé ou d'un frisson ressenti.

Merci.

DU MÊME AUTEUR

Essais

L'AMÉRIQUE DANS LA PEAU. QUAND LE PRÉSIDENT FAIT CORPS AVEC LA NATION, Armand Colin, 2012.

KENNEDY. UNE VIE EN CLAIR-OBSCUR, Armand Colin, 2013.

BILL ET HILLARY CLINTON. LE MARIAGE DE L'AMOUR ET DU POUVOIR, Tallandier, 2014.

JE SUIS TON PÈRE. LA SAGA STAR WARS, L'AMÉRIQUE ET SES DÉMONS, Naïve, 2015 ; rééd. : STAR WARS. LE CÔTÉ OBSCUR DE L'AMÉRIQUE, format poche, Armand Colin, 2018.

LITTLE ROCK, 1957. L'HISTOIRE DES NEUF LYCÉENS NOIRS QUI ONT BOULEVERSÉ L'AMÉRIQUE, Tallandier, 2018.

ÉTATS-UNIS. ANATOMIE D'UNE DÉMOCRATIE, avec Romain Huret, Les Arènes, 2024.

LES NOUVEAUX OLIGARQUES. COMMENT LES MILLIARDAIRES AMÉRICAINS IMPOSENT LEUR VISION AU MONDE, avec Philippe Corbé, Les Arènes/France Inter, 2025.

Romans

PUTZI. LE PIANISTE D'HITLER, Gallimard, 2020.

LES VIES RÊVÉES DE LA BARONNE D'OETTINGEN, Albin Michel, 2024.

Composition : Nord Compo
Impression : Imprimerie Floch en novembre 2025
Éditions Albin Michel
22, rue Huyghens, 75014 Paris
www.albin-michel.fr
ISBN : 978-2-226-49772-7
N° d'édition : 26123/04 – N° d'impression : 108083
Dépôt légal : octobre 2025
Imprimé en France